Albert Hefele / Jochen Eisenlauer

Psychomotorik in der Arbeit mit psychisch kranken Menschen

Spektrum Ergotherapie

Herausgeber
DEUTSCHER VERBAND DER
ERGOTHERAPEUTEN E.V.

Albert Hefele / Jochen Eisenlauer

Psychomotorik in der Arbeit mit psychisch kranken Menschen

Das Gesundheitsforum

Schulz-Kirchner Verlag

Bibliografische Information der Deutschen Nationalbibliothek
Die Deutsche Nationalbibliothek verzeichnet diese Publikation in der Deutschen Nationalbibliografie; detaillierte bibliografische Daten sind im Internet über http://dnb.d-nb.de abrufbar.

Besuchen Sie uns im Internet: www.schulz-kirchner.de

1. Auflage 2012
ISBN 978-3-8248-0884-7

Mollweg 2, D-65510 Idstein
Vertretungsberechtigter Geschäftsführer: Dr. Ullrich Schulz-Kirchner
Fotos: Jochen Eisenlauer
Lektorat: Petra Schmidtmann
Fachlektorat: Reinhild Ferber
Umschlagentwurf und Layout: Petra Jeck
Druck und Bindung:
Konrad Triltsch GmbH, Johannes-Gutenberg-Str. 1-3, 97199 Ochsenfurt-Hohestadt
Printed in Germany

Auch als E-Book (PDF) erhältlich unter der ISBN 978-3-8248-0912-7

Inhaltsverzeichnis

Praktische Übunggserien

Praxis-Schwerpunkt Aufwärmen – Aktivieren

Praxis-Schwerpunkt Dehnen – Stretching

Praxis-Schwerpunkt Gleichgewicht – Koordination

Praxis-Schwerpunkt Kräftigung – Kraft

Praxis-Schwerpunkt Kickboxen – Einzelübungen

Praxis-Schwerpunkt Kickboxen – Partnerübungen

Praxis-Schwerpunkt Abwärmphase – Cool Down

Anhang

Auf den Geschmack kommen …

„Wenn ich heute psychomotorisches Training in Stichpunkten beschreiben sollte und was es für mich bedeutet, würde ich sagen: Eigene Kraft und Stärke erfahren können; lernen, Ängste zu bewältigen; Wut und Aggressionen rauslassen können; Begeisterung erleben; erste Erfolge verbuchen können; in bestimmten Lebenssituationen sicherer und geerdeter dastehen können …"

Der Blick zurück …

In der Vergangenheit wurde ich von meinem damaligen Mann oftmals verbal, aber auch körperlich angegriffen. In diesen Situationen war ich schutzlos und ausgeliefert. Ich konnte mich nicht wehren und musste alles über mich ergehen lassen. Was mir blieb, waren über die äußeren Verletzungen hinaus viele innere Wunden. Jede Erinnerung an die vergangenen Erlebnisse löste lange Zeit in mir zusätzlich zu meiner psychischen Erkrankung einen enorm großen Druck aus. In vielen alltäglichen Situationen bekam ich Angstzustände. Diese Ängste schränkten mich in meinem täglichen Leben deutlich ein. Aus eigener Kraft bin ich nun schon lange auf meinem (therapeutischen) Weg in eine für mich richtige Richtung unterwegs. Irgendwann kam ich auf diesem Weg in einer Tagesstätte für seelische Gesundheit an und habe dort haltgemacht. Dort stieß ich auf ein therapeutisches Angebot, das mein Interesse weckte. Ich bin sportlich und bewege mich gerne. Für mich ist „Sport" eine gute Möglichkeit, mir etwas Gutes zu tun, mich von negativen Gedanken abzulenken und von meiner Erkrankung, zu der ich stehe. Nicht zuletzt aus diesem Grund entschloss ich mich, in der Tagesstätte ein psychomotorisches Therapieprogramm wahrzunehmen. Ich war begeistert, dass da jemand war, der mir durch ein Training helfen wollte und auch konnte. Die Trainingsinhalte mit Bewegungsaspekten aus Aerobic, Kickbox-Training und Tai-Chi waren in diesem Setting wie für mich gemacht. Reflexionen und kurze Gespräche nach den Einheiten unterstrichen das Erarbeitete. Nach einigen Einheiten zeigten sich die ersten Erfolge. Ich war einer für mich bedrohlichen Situation ausgesetzt. Eine Situation, wie ich sie bereits oft erlebt hatte und die mich jedes Mal nach unten in die Angst gerissen hatte. In dieser Situation wusste ich, dass ich angreifbar war und schon so oft angegriffen worden war. ZUM ERSTEN MAL jedoch, nach zwei langen Jahren voller Ängste vor meinem Exmann, hatte ich keine Angst. Ich stand einfach da, geerdet, gelassen, bereit mich (körperlich und verbal) zu verteidigen. Für diesen möglichen Kampf hatte ich nun auf einmal ein anderes, inneres Rüstzeug dabei.

Ich weiß, dass meine Ängste wiederkommen können. Jedoch bin ich nun bereit und stelle mich meinen Ängsten. Ich habe ein Werkzeug gefunden, um sie besser in den Griff bekommen zu können. Dieses Werkzeug verdanke ich dem Therapieangebot der Tagesstätte und der psychomotorischen Arbeit mit meinem Therapeuten …

Iva N., Günzburg, den 31.03.2011

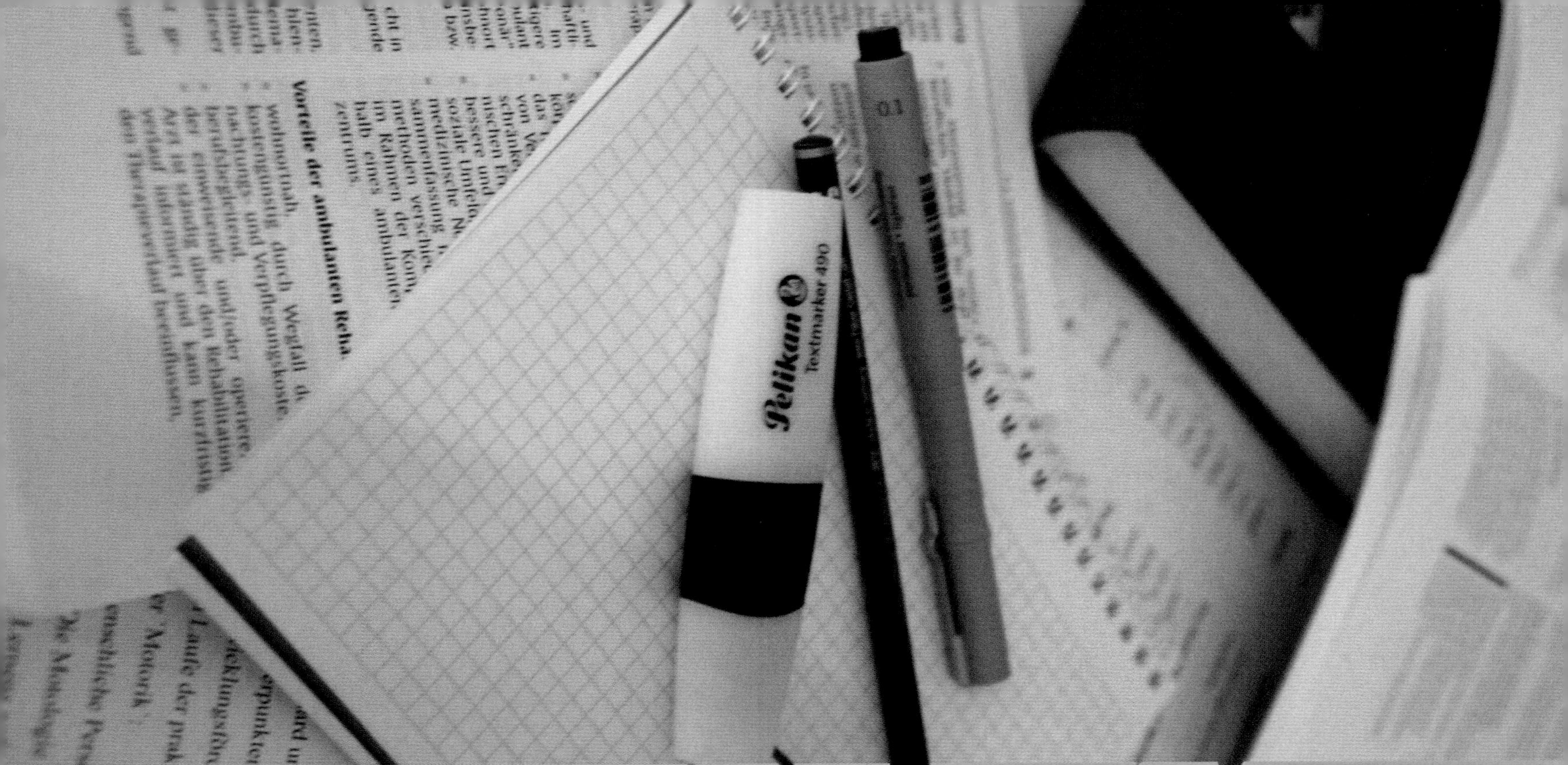

THEORETISCHE GRUNDLAGEN

Einleitung - Modelle - Handlungsfähigkeit

Qualitäten der menschlichen Bewegung in der Psychomotorik

Psychomotorik[1] mit Menschen mit einer psychiatrischen Erkrankung

... eine völlig neue Idee?

Dies ganz sicher nicht. Wilhelm Griesinger [1], der als einer der Begründer der wissenschaftlichen Psychiatrie gilt, kam bereits 1867 zu der Erkenntnis, dass die zentripetalen Erregungszustände in den Zentralorganen in motorische Impulse umschlagen und somit die Tendenz besteht, sich zu äußern und alles in Bewegung und Handlung darzustellen. Emil Kraepelin (1904) und Eugen Bleuler (1911) wiesen schon zu Beginn des 20. Jahrhunderts in ihren Forschungen auf die motorischen Symptome (Bewegungslosigkeit, Stereotypien, unwillkürliche oder manierierte Bewegungen oder das Nachahmen von Bewegungen) von Patienten mit einer Schizophrenie hin. Ein Psychiatrie-Lexikon aus dem Jahre 2007 formuliert etwas anders, stimmt aber sonst deren Erkenntnissen vorbehaltlos zu: „Psychomotorik ist das jeweilige Resultat einer Integration von psychischen und motorischen Funktionen. Psychische Gegebenheiten spiegeln sich somit weitgehend im Bewegungsspiel wider" [2].

Die Amerikanerin Jean Ayres [3] formulierte als erste Ergotherapeutin Theorien und Vorschläge zur Therapie grundlegender, auch motorischer Störungen bei Kindern. Sie lieferte damit den Kollegen in der Praxis ein wichtiges Denkgerüst für die Arbeit mit entwicklungsgestörten/-verzögerten Kindern. Eine griffige Umsetzung ihrer Überlegungen, was die Therapie mit Erwachsenen anging, ließ jedoch – zumindest in Deutschland – lange auf sich warten. Erst in den Neunzigerjahren erschienen zu diesem Thema mehrere Artikel von Wolfgang Hesse, Gabriele Königer, Katharina Prünte, Beate Kubny-Lüke, Clara Scheepers und Christiane Wölwer in der Fachzeitschrift „Ergotherapie und Rehabilitation", die später in einem Sammelband herausgegeben wurden [4].

Bereits in den Siebzigerjahren beschäftigte sich dagegen die Amerikanerin Lorna Jean King [5] mit den Auffälligkeiten in der Motorik erwachsener Patienten mit einer Schizophrenie (z.B. typische S-Kurve als durchgehende Körperhaltung, schlurfender Gang, Unfähigkeit, Arme über den Kopf zu heben usw.). King entwickelte daraufhin eine Behandlungsstrategie für Patienten mit einer „chronischen Prozessschizophrenie" (Wahnsymptome fehlen in der Regel, im Vordergrund stehen kognitive Beeinträchtigungen). Ihre Arbeiten hatten eine deutliche Zunahme ergotherapeutischer Angebote für diesen Patientenkreis zur Folge. In mehreren Studien wurde die Wirksamkeit des SI-Ansatzes bei erwachsenen Patienten mit einer Schizophrenie durchaus positiv beurteilt.

Diese Studien sind leider aus mehreren Gründen (kleine Behandlungsgruppen, zum Teil fragwürdige Diagnosekriterien, kurze Behandlungsdauer etc.) nicht in jedem Fall relevant. Wir haben jedoch aus unserer eigenen täglichen Praxis genügend Erfahrungsmaterial gesammelt, um eine Aussage über die Wirksamkeit eines psychomotorischen Angebotes innerhalb der Ergotherapie treffen zu können.

---

1 Im nachfolgenden Text wird Psychomotorik oft mit PM abgekürzt

Erkenntnisse, wie sie offenbar auch Prof. Dr. Joachim Küchenhoff [6] an der Kantonalen Psychiatrischen Klinik Liestal gewonnen hat: „Psychomotorik ist keine Einbahnstraße vom Psychischen zum Motorischen ... Körpertherapien bei depressiven Menschen können auch deshalb wirksam sein, weil die körperlichen Ausdrucksformen der Depression, die eingefrorene Mimik oder die körperliche Antriebslosigkeit, verändert werden, mit der Folge, dass die Rückkoppelung von der Motorik zur Stimmung die depressive Befindlichkeit erleichtert ... Gerade depressiv gestimmte Menschen führen einem immer neu vor Augen, dass Motorik, Wahrnehmung, Empfinden und Willen eng zusammengehören."

Die von uns in einem Zeitraum von drei Jahren beobachtete Klientel repräsentiert **alle im psychiatrischen Umfeld vorkommenden Krankheitsbilder:**

- Psychosen aus dem schizophrenen Formenkreis
- Affektive Psychosen
- Depressionen
- Persönlichkeitsstörungen
- Suchterkrankungen

Es handelte sich durchgehend um Erwachsene im Alter von 18 bis 65 Jahren.
Die Übungen beinhalten Aspekte aus den Bereichen des Hanteltrainings, allgemeiner Fitnessprogramme, Feldenkrais, Yoga, Qi Gong und dem Training von Kickboxern. Aus diesen Schwerpunktthemen haben wir individuelle, nach den Bedürfnissen der Klienten gewichtete Programme „zusammengebaut". Im vorliegenden Buch wird die Therapie mit sehr jungen und alten Menschen bewusst ausgespart, da deren Problemfelder eine in wesentlichen Punkten andere Herangehensweise erfordern. Logischerweise ist auch in der praktischen Umsetzung des Psychomotorikkonzepts in der Psychiatrie ein sehr differenziertes Vorgehen nötig, da sich die vorkommenden Störungen und Störungsbilder auf völlig unterschiedliche Art und Weise äußern können. „Kochrezepte" gibt es also nicht, einige Denk- und Orientierungsvorschläge sollten trotzdem erlaubt sein.

Psychosen

- Ausgangsposition:
  Wir gehen vom Vulnerabilitäts-Stress-Modell nach Ciompi und damit von multifaktorellen Entstehungsbedingungen aus, die letztendlich zu einer Störung der Informationsverarbeitung (kognitive Basisstörung) führen.
- Fragestellung:
  Können wir die vorwiegend über genetische Defekte oder in sehr frühen Entwicklungsstadien festgelegten Defizite im Nachhinein minimieren oder doch wenigstens positiv beeinflussen?
- Therapeutische Konsequenz:
  Der Fokus liegt auf dem Bereich der Körperwahrnehmung. Die Inputs müssen eindeutig, intensiv und in einer relevanten Frequenz stattfinden, ohne den Klienten im Rahmen des „intimen" Settings zu belasten, da eine Therapie in dieser Form eine erhöhte Beanspruchung sowohl in körperlicher als auch in emotionaler Hinsicht bedeuten kann.

Depressionen

- Ausgangsposition:
  Es wird im klassischen Sinne von einer inhaltlichen Dreiteilung der Depression ausgegangen:
  1. Psychogene Depressionen (reaktiv, neurotisch)
  2. Endogene (anlagebedingte) Depressionen
  3. Somatisch-körperlich-bedingte Depressionen

  Basierend auf aktuellen Forschungsergebnissen kann aber davon ausgegangen werden, dass alle genannten Varianten im Rahmen einer Depression eine Rolle spielen.
- Fragestellung:
  Können wir die emotionale und affektive Belastung des Klienten abmildern? Können wir ihm über die Psychomotorik (PM) eine mögliche, für ihn in seiner Krise stabilisierend wirkende Variante nahebringen?
- Therapeutische Konsequenz:
  Der Fokus liegt auf dem Bereich der Haltung, dem „inneren Gerüst" des Klienten. PM soll das Gefühl der Hilflosigkeit/Kraftlosigkeit/Schutzlosigkeit positiv verändern.

Persönlichkeitsstörungen

- Ausgangsposition:
  Störungen bzw. Extremvarianten einer bestimmten seelischen Wesensart. Eine extreme Ausprägung bestimmter Persönlichkeitszüge. Es existiert keine einheitliche Theorie zur Entstehung.
- Fragestellung:
  Obwohl mehrere Sichtweisen (psychodynamische, lerntheoretische, genetische) möglich sind, kann man davon ausgehen, dass ein zentrales Merkmal der Persönlichkeitsstörung eine mehr oder weniger dominierende diffuse Grundangst ist. Das abnorme Verhalten stellt den Versuch dar, diese Angst zu beherrschen/abzumildern.
  Gibt es die Möglichkeit, den Betroffenen über PM eine Alternative zu ihren bisher praktizierten Kompensationsmechanismen zu bieten?
- Therapeutische Konsequenz:
  Die Konzentration liegt auf Übungen mit dem Schwerpunkt Kraft/Gleichgewicht/Koordination. Das Gefühl für körperliche „Standfestigkeit" soll erhöht werden, um so das Vertrauen in die Fähigkeit zu erhöhen, gegen Bedrohungen gewappnet zu sein.

Sucht

- Ausgangsposition:
  Zustand chronischer oder periodischer Intoxikation durch den Gebrauch natürlicher oder synthetischer Substanzen (WHO), die für das Individuum oder die Gesellschaft schädlich sind. Unterscheidung in stoffgebundene (Alkohol, Drogen, Medikamente etc.) oder nicht-stoffgebundene (Kleptomanie, Spielsucht, Pyromanie etc.) Suchtformen. Mögliche Entstehungsfaktoren sind: Droge, Individuum, Umfeld.

- Fragestellung:
  Inwieweit ist die Suchterkrankung bzw. die Sucht durch PM substituierbar? Können Techniken der PM das Suchtmittel überflüssig machen oder die Widerstandsfähigkeit des Individuums erhöhen?
- Therapeutische Konsequenz:
  Im Zentrum stehen hierbei Partner- oder Gruppenübungen.
  Die Problematik der Suchtpatienten äußert sich im Alltag am nachhaltigsten im Bereich der sozialen Kontakte. Deshalb liegt es nahe, mit dieser Klientel in der PM-Praxis in erster Linie an ihrem Selbstbild, der Fähigkeit Kontakte zu gestalten bzw. an der Möglichkeit Konflikte zu lösen, zu arbeiten.

In der Arbeit mit Patienten gelten für alle vorgestellten Krankheitsbilder die Standards, die für eine funktionierende Therapie (stabile Beziehung, gleichberechtigter, respektvoller Kontakt) grundsätzlich gefordert sind, in besonderem Maße.
Von zentraler Bedeutung ist das gemeinsame Erarbeiten eines Motivs mit dem Klienten/der Klientin. Das Entwickeln einer nachvollziehbaren Logik, warum für ihn/für sie gerade dieses Medium (im vorliegenden Fall die PM) therapeutisch sinnvoll und hilfreich sein kann. Um diese Basis zu schaffen, muss der Therapeut über ein fundiertes Wissen zu den diskutierten Krankheitsursachen und deren mögliche Beeinflussung durch die angedachte Therapie verfügen. Viele Klienten haben überhaupt keine Vorstellung davon, wie sich ihre Krankheit entwickelt hat oder haben könnte. Ohne diesen Hintergrund ist aber eine Auseinandersetzung darüber, was hilfreich ist, nicht möglich. Im Zuge der Klärung der wesentlichen Faktoren der Behinderung bilden sich in der Regel mehrere mögliche Ansätze der therapeutischen Einflussnahme heraus. Als Ergotherapeuten sind wir in der glücklichen Lage, gemeinsam mit dem Klienten aus einer Vielzahl von Methoden, das aus seiner Sicht passende Angebot herauszufiltern. Dieses Angebot kann aus dem Bereich der Psychomotorik stammen.

Wichtig:
Psychomotorik ist nur eine von vielen denkbaren Möglichkeiten der therapeutischen Intervention!
Psychomotorik ist kein Allheilmittel!
Es gibt Klienten, für die Psychomotorik absolut kontraindiziert ist!

Psychomotorik in der Praxis – Modelle

Die deutsche Psychomotorik hat sich seit den Siebzigerjahren unter dem Begriff „Psychomotorische Übungsbehandlung" entwickelt. Der ehemalige Zirkusartist und spätere Professor der Sportpädagogik Ernst J. („Johnny") Kiphard war in dieser Entwicklung wohl der wichtigste Impulsgeber [7]. Zusammen mit Georg Kesselmann, Ingrid Schäfer und Helmut Hünnekens [8, 9, 10] hat er – auch auf seinen Erfahrungen als Zirkusmann aufbauend – einen Arbeitsansatz entwickelt, der die PM maßgeblich beeinflusst und inhaltlich definiert hat. Kiphard hat aber das Prinzip der PM natürlich nicht völlig neu erfunden. Sein Verdienst bestand vielmehr darin, bereits vorliegende Strömungen und Ansätze zu verbinden und sie konzeptionell zu einigen. Ingrid Schäfer beschrieb das Behandlungsziel der Psychomotorischen Übungsbehandlung (PMÜ) wie folgt: Förderung der gesamten Körperlichkeit (Sinnes- und Bewegungsschulung), des Selbstwertgefühls und des Gemeinschaftsgefühls, um damit eine Harmonisierung des psychomotorischen Funktionsgefüges und eine tief greifende Verbesserung des emotional-sozialen Verhaltens zu bewirken [9].

Die PMÜ wird in folgende Hauptgruppen eingeteilt [10]:
1. Sinnes- und Körperschemaübungen
2. Übungen der Behutsamkeit und Selbstbeherrschung
3. Rhythmisch-musikalische Übungen
4. Übungen des Erfindens und Darstellens

Zusammengefasst ging es Ernst J. Kiphard um die Vermittlung eines weit gefächerten Erfahrungsrepertoires mit den Schwerpunkten Wahrnehmung, Körperlichkeit und Schulung der Beweglichkeit. Im Vordergrund stand der Begriff „Entwicklungsförderung", wobei sich der Schwerpunkt im Laufe der praktischen Arbeit immer mehr auf den Begriff der „Motorik" verlagerte: Der Motologe betrachtet die menschliche Persönlichkeit unter dem Aspekt der Motorik [11]. Die Motologie sucht so eine eigene Theorie der motorischen Entwicklung und des motorischen Lernens aufzustellen. Motologie ist die Lehre von der Motorik als Grundlage der Handlungs- und Kommunikationsfähigkeit des Menschen, ihrer Entwicklung, ihrer Störungen und deren Behandlung [12].
Diese relativ einseitige Sichtweise wurde auch innerhalb der Motologie immer wieder kritisiert und führte zu neuen Denkweisen, wie z.B. der Therapeutisch orientierten Bewegungserziehung (TOB) nach Georg Kesselmann [8], die dem subjektiven Erleben in der Bewegung größere Bedeutung einräumte.

Psychomotorik und Motopädagogik

Psychomotorik und Motopädagogik beinhalten Konzepte zur Entwicklungsförderung im Besonderen bei Kindern und Jugendlichen von ca. 3 bis 12 Jahren. Über das Medium Bewegung (in Verbindung mit kreativen, die Fantasie fördernden Inhalten) wird dem Kind das Entwickeln eines stabilisierenden Selbstkonzeptes ermöglicht.

Psychomotorische Therapie

Ist die Arbeit vorwiegend therapeutischer Natur oder genauer: liegt das Augenmerk auf der Beziehung von Motorik und Psyche bzw. werden seelisch-systemische Aspekte der Förderung genutzt, spricht man von Psychomotorischer Therapie (PT). Die PT versucht, seelische und motorische Prozesse zu beschreiben und ihr Ineinandergreifen sowohl verständlich zu machen als auch zu nutzen, um eine Verbesserung der affektiven Erlebnisfähigkeit und der sozialen Verhaltensregulation zu erreichen. Ziel der Therapie ist es, Entwicklungsblockaden zu mildern oder gar aufzuheben sowie dazu beizutragen, eine drohende dauerhafte Entwicklungsstörung zu verhindern.

Andere Therapieformen

Neben den Therapieformen, die explizit den Begriff der „Psychomotorik" verwenden, gibt es weitere Richtungen und Ansätze, die ebenso unter diesem Begriff zu summieren sind.

Das Montessori-Prinzip

Bereits im vergangenen Jahrhundert erkannte die italienische Ärztin und Pädagogin Maria Montessori (1870-1952) die Sinnesbildung als wesentlichen Bestandteil der Kindererziehung. Maria Montessori fasste das Kind als ein geistig aktives Wesen auf und sah die Sinnestätigkeit als grundlegend für die Persönlichkeitsentwicklung an. Sie maß der Erziehung der Sinne „höchstes pädagogisches Interesse" bei und versuchte, in den von ihr eingerichteten Kinderhäusern die Entwicklung der Sinne mit spezifischem Material anzuregen und damit auch die geistige Entwicklung der von ihr betreuten Kinder zu unterstützen. Laut Maria Montessori sind die Sinne Greiforgane der Bilder der Außenwelt.

Im Rahmen der Therapie trifft das Kind auf eine „vorbereitete Umgebung". Die Reize der Umwelt treffen nicht spontan und ungeordnet auf das Kind, sondern nach einem mehr oder weniger strengen und geplanten System. Dessen Ziel ist es, nur einen bestimmten Ausschnitt des Wahrnehmungssystems zu aktivieren und zu fördern. In diesem Spektrum spielt natürlich auch die Schulung der Körperwahrnehmung (Gleichgewicht, Koordination) eine Rolle. Der Schwerpunkt der Sinnesschulung nach Montessori liegt allerdings auf der Schulung der „klassischen" Sinne und damit in der Unterscheidung von Farben, Formen, Maßen, Klängen und Geräuschen, Oberflächenstrukturen, Gewichten, Gerüchen und Temperaturintensität.

Das Frostig-Konzept

Das Frostig-Konzept (Marianne Frostig 1906-1985) wurde Anfang der 1970er-Jahre entwickelt. Es repräsentiert einen ganzheitlichen Ansatz zur Förderung der kindlichen Entwicklung und zur Therapie von Lernstörungen und Teilleistungsstörungen. Das Konzept ist durch viele Einflüsse aus unterschiedlichen wissenschaftlichen Disziplinen und Schulen geprägt und integriert Motorik (Bewegung), Sprache und alle Wahrnehmungsfunktionen. Emotionale, soziale und kreative Entwicklungsfaktoren werden im Rahmen des Konzepts als wichtige Bausteine in der Entwicklung des Kindes verstanden. Eigeninitiative, soziale Kompetenz und die Freude am Leben und Lernen in der Gemeinschaft sollen geweckt und entfaltet werden. Die Arbeit nach diesem Konzept will dazu beitragen, dass altersentsprechend entwickelte Kinder und Jugendliche, aber auch Kinder und Jugendliche mit Entwicklungs- und Lernproblemen, sich zu verantwortungs- und umweltbewussten, produktiven und erfolgreichen Mitgliedern unserer Gesellschaft entwickeln können. Im Zusammenhang mit der Förderung von Bewegung und Sprache werden das dreidimensionale Gestalten mit verschiedenen Materialien sowie Malen und Zeichnen als wichtige Grundpfeiler der integrativen Wahrnehmungsförderung selbst gesehen und auch zur Förderung von höheren kognitiven Funktionen (z.B. Konzentration, Ausdauer, Gedächtnis, Handlungsplanung) bei entwicklungsgestörten Kindern gezielt eingesetzt.

Sensorische Integrationstherapie (SI) nach Jean Ayres

Die SI-Therapie, bzw. deren Theorie, wurde Ende der 1970er-Jahre von der amerikanischen Ergotherapeutin und Psychologin Jean Ayres (1920-1989) mit dem Ziel entwickelt, Kindern mit Lerndefiziten zu helfen [3]. Die Sensorische Integrationstherapie hat in Deutschland eine weite Verbreitung gefunden und wird von Ergotherapeuten häufig zur Behandlung von entwicklungs- und lerngestörten Kindern eingesetzt. Die Sensorische Integrationstheorie geht von einem Regelkreis zwischen Sensorik und Motorik aus. Nach dieser Vorstellung bauen die Fernsinne (= Geruchssinn, Sehen, Hören und Schmecken) auf den Basissinnen oder Nahsinnen (Fühlen und Gleichgewichtssinn) auf. Ist dieses System gestört, so sind nach Jean Ayres die Handlungsplanung, das Verhalten und das Lernen beeinträchtigt. Heute weiß man aus Erkenntnissen der Neurobiologie, dass die Entwicklung und der Reifungsprozess in Auseinandersetzung mit der Umwelt erfolgen, d.h., sie vollziehen sich nicht streng nacheinander, sondern parallel. Das ursprüngliche Modell von Ayres wurde inzwischen zwar modifiziert, die praktischen Ausführungen blieben jedoch weitgehend gleich. So konnte bis heute die Wirksamkeit der Sensorischen Integrationstherapie nicht eindeutig nachgewiesen werden. Doch zahlreiche Einzelbeobachtungen und Erfahrungsberichte zeigen positive Effekte auf die motorische Geschicklichkeit und die Körperhaltungskontrolle. Auch Ängstlichkeit und Unsicherheit oder Schwierigkeiten im Umgang mit anderen Kindern lassen sich mithilfe der Sensorischen Integrationstherapie verbessern.

Rhythmische Erziehung

Eine präzise Definition von Rhythmik ist aufgrund der vielen verschiedenen Rhythmiktheorien nicht möglich. Allen Definitionen gemeinsam ist die Wechselwirkung von Rhythmus und Körperbewegung. Schon Mitte der Zwanzigerjahre wies Elfriede Feudel auf die „Einheit geistigen und körperlichen Tuns durch das Mittel der Musik" hin. In den folgenden Jahren kamen noch Aspekte des Rhythmus als ordnendes, strukturgebendes Element, der Körpererfahrung, des Körperbewusstseins, der sensiblen Bewegung (Sensomotorik) und der Förderung der Wahrnehmungs- und Ausdrucksfähigkeit [13] hinzu.

Die Ziele der Rhythmik sind also auf der einen Seite im sozialen Bereich, auf der anderen Seite in der Bewegungsschulung angesiedelt. Im sozialen Bereich soll in erster Linie die Kommunikationsfähigkeit geschult werden. Verhaltensgestörte – oder in anderer Weise beeinträchtigte – Kinder sollen lernen, Beziehungen zu anderen Menschen herzustellen.

Im Hinblick auf die Schulung der Bewegung steht der mangelhaft entwickelte Sinn für die ‚richtige Bewegung' bei behinderten Menschen im Vordergrund. Die rhythmische Erziehung will das Bewegungsverhalten der Kinder stabilisieren, um die Fähigkeit zum „Handeln zu erreichen, welches die höchste Form menschlicher Bewegungsäußerung darstellt".

Feldenkrais-Methode

Die Feldenkrais-Methode (Moshe Feldenkrais 1904-1984) ist eine auf den Körper zentrierte Lernmethode. Der Klient soll mehr über den eigenen Körper und seine Bewegungsmuster erfahren. Im Mittelpunkt der Methode stehen für den Lebensalltag typische Bewegungsmuster und die Möglichkeiten, diese zu variieren. Der Übende soll befähigt werden, über die bewusste Wahrnehmung motorischer Abläufe gezielt positiv Einfluss zu nehmen. Unphysiologische oder insgesamt negative Bewegungsmuster sollen gelöst und an ihrer Stelle mögliche Alternativen aufgezeigt und eingeübt werden. Nach der Feldenkrais-Theorie entsteht eine erhöhte Beweglichkeit/Flexibilität für Körper und Geist, wenn sich der Klient des eigenen Tuns bewusst wird. Die von Feldenkrais entwickelte Methode basiert auf der Annahme, dass menschliches Denken, Wahrnehmen und Bewegen keine für sich existenten Qualitäten sind, sondern erst im Zusammenspiel wirksam werden und menschliches Handeln ermöglichen. Bewegung ist demnach ein zentraler Ausdrucksbereich der gesamten Persönlichkeit. Daher ist eine Verbesserung am ehesten und direktesten über positive Beeinflussungen dieses Bereichs zu erreichen, um in der Konsequenz den Alltag zu erleichtern.

Erlebnispädagogik

Die Erlebnispädagogik (EP) schafft im Wesentlichen Plattformen, auf denen neues, individuelles und gemeinsames Handeln und Lernen stattfinden kann. Ganzheitliches Lernen beinhaltet körperliche, emotionale, kognitive und soziale Aspekte. Um diesen Lernprozess zu ermöglichen, begeben sich die Teilnehmer in auf vielfältige Art und Weise fordernde Situationen, die es zu bewältigen gilt.

Dabei kann EP in ganz unterschiedlichen Handlungsfeldern stattfinden. Die Bandbreite reicht von der einfachen Kooperationsaufgabe auf dem Hartplatz bis hin zum Winterbiwak in den Allgäuer Bergen. Wichtig ist, dass beide Aufgaben gleich viel wert sein können, entscheidend ist der Prozess, der sich während der Durchführung der jeweiligen Aktion zeigt, weshalb EP zum größten Teil in Gruppen stattfindet. Eine zentrale Intention der Erlebnispädagogik ist es, über das gemeinsame Bewältigen von Situationen und Aufgaben erlebnisfähig zu werden. Dazu wird vorwiegend das Medium Natur mit all seinen Handlungs- und Lernfeldern genutzt.

Handlungsfähigkeit und Psychomotorik

Wenn wir „Handlungsfähigkeit" im Sinne der ICF definieren, dann verstehen wir darunter ein Reservoir an Möglichkeiten und Kompetenzen, das uns die Teilhabe an allen wichtigen Lebensszenarien gestattet. Sie werden in der Regel mit den Begriffen Selbstversorgung, Arbeit und Freizeit umschrieben. Um diese Teilhabe zu gewährleisten, müssen wir über ein weit gefächertes Repertoire an Fähigkeiten und Eigenschaften verfügen, die uns in die Lage versetzen, alle auf uns zukommenden Aufgaben adäquat zu lösen. Wir sollten ebenso in der Lage sein, mit den üblichen Kulturtechniken (Lesen, Schreiben, Rechnen) umzugehen, wie in komplexen sozialen Situationen stimmig zu handeln. Wir sollten Tausende von unterschiedlichen Reizen ohne Probleme identifizieren können und über eine stabile Motorik mit den dazugehörenden Reflexen und Anpassungsreaktionen verfügen.

Wie entwickeln sich diese komplexen Fähigkeiten?

In der **Motologie** werden vier Bereiche der Motorik aufgeführt, die zwar aufeinander aufbauen und dem jeweiligen Lebensalter zugeordnet werden können, jedoch auch im späteren Leben ihre Bedeutung behalten [7].

1. Die **Neuromotorik** wird dem Säuglingsalter zugeschrieben, hier geht es um Integration und Umformung der angeborenen Reflexe in gezielte Bewegungsabläufe.
2. Die **Sensomotorik** ist schwerpunktmäßig dem Kleinkindalter zugeordnet und betont den Funktionszusammenhang zwischen Wahrnehmung und motorischer Reaktion.
3. Die **Psychomotorik** baut auf der Sensomotorik auf, ist schwerpunktmäßig dem Vor- und Grundschulalter zugeordnet und betont den engen Zusammenhang zwischen psychischer und motorischer Entwicklung. Körperliches und Seelisches stehen im direkten Wechselspiel zueinander.
4. Die **Soziomotorik** wird schwerpunktmäßig dem Grundschulalter zugeordnet und beleuchtet den kommunikativen Aspekt des Bewegens.

Nach Fischer [14] wird damit deutlich, welchen Einfluss die motorische Entwicklung eines Menschen auf seine individuellen und persönlichen Kompetenzen hat:
„… Persönlichkeitsentwicklung vollzieht sich durch Handeln, wobei Handeln stets eine Einheit von Bewegungs- und Wahrnehmungstätigkeiten, Erleben und Kognition bildet …
Im handelnden Umgang macht das Kind verschiedene Erfahrungen, die Grundlage von Entwicklungen sind. Über grundlegende Bewegungstätigkeiten (z.B. Schwingen, Schaukeln, Rutschen, Balancieren …) gelingt es dem Kind, immer umfassendere Vorstellungen von den Dingen und der Umwelt zu entwickeln …
Dabei ist das Handeln nicht nur auf die materielle Welt beschränkt, vielmehr muss die individuelle Singgebung aufgrund sozialer Handlungen … berücksichtigt werden.

Personale Entwicklung heißt in erster Linie, eine eigene Identität zu erleben. Dazu ist es notwendig, die Eigenwahrnehmung mit den perzeptiven Voraussetzungen zu erleben und zu entwickeln. Dabei spielt zunächst die ‚Im-Körper-sein' Perspektive (Ich-Kompetenz) die bedeutendere Rolle, später gewinnt die ‚Außerhalb-des-Körpers-Sein' Perspektive (Sach- und Sozialkompetenz) zunehmend an Bedeutung".

Das Selbstbild ist zunächst vom Körperbild nicht zu trennen und im Körperbild schlagen sich die Beziehungserfahrungen nieder. Auch an der Ausarbeitung der Grenzen des Selbst gegenüber anderen ist der Körper beteiligt. Der Aufbau der Einheitssphäre kann nur erfolgen, wenn die Grenzen des Körpers besonders besetzt werden [15].

Die Entwicklung all dieser Kompetenzen kann nur gelingen, wenn ein für den Prozess günstiges Klima herrscht. Es müssen „Umweltbedingungen" vorliegen, die Erfahrungen möglich machen. Durch Bewegungs- und Problemlösesituationen, die dem kindlichen Wunsch entgegenkommen, kann das Kind seine Umwelt expansiv erfahren. Nicht immer sind die Bedingungen ideal. Die Beziehung Kind/Mensch – Umwelt kann durch vielfältige Faktoren gestört sein, z.B. durch:

- Hirnorganische Schädigungen
- Körperbehinderungen (die Funktionsfähigkeit des gesamten Systems ist eingeschränkt)
- Sinnesbehinderungen (Blindheit, Taubheit, Sehbehinderung. Verarbeitungsstörungen aufgrund gestörter Reizverarbeitung)
- Soziale Behinderungen/fehlende Umweltvoraussetzungen (Hospitalisierung, Erziehungsschäden etc.)

Diese Behinderungen können dazu führen, dass das Kind maßgebliche Erfahrungen nicht machen kann und sich damit sowohl in motorischer als auch in sozialer Hinsicht defizitär entwickelt.

Ein Beispiel:

Ein Kind, das an einer nicht erkannten Sehschwäche (Gesichtsfeldausfall, Astigmatismus) leidet, wird schon früh in seiner Handlungsfähigkeit stark eingeschränkt sein. Ohne zu wissen warum, scheitert es an vielen für Kinder „normalerweise" lösbaren Aufgaben, die mit visueller Kontrolle zu tun haben.

Durch diese Unfähigkeit/Ungeschicklichkeit wird auch seine Rolle in der Familie und im kindlichen Umfeld definiert. Die Mutter wird ihm sehr schnell risikoreiche Erfahrungen verbieten, um es zu schützen. Die anderen Kinder werden es wegen seiner „Dummheit" hänseln und mehr oder weniger in der Gruppe isolieren. In der Konsequenz wird sich die Motorik und damit das Körpergefühl dieses Kindes nur unvollkommen entwickeln.

Auch seine Ich-Stärke und das Bewusstsein für die eigene soziale Kompetenz werden in erheblichem Maße beeinträchtigt sein.

In der Folge und beim Vorliegen entsprechend ungünstiger „Umweltbedingungen" kann sich also aus einem durchaus korrigierbaren Problem – wenn es früh genug erkannt wird –, eine komplexe Persönlichkeitsstörung mit allen dazu gehörenden Folgen entwickeln.

Die Psychomotorik stellt die Verbindung zwischen psychischem Erleben und Verhalten über motorische Aktions- und Reaktionsformen her. Motivation, Emotion und Kognition werden in den motorischen Ausführungen sichtbar, ebenso wie die Fähigkeit zur Handlungsplanung, Durchführung und Handlungskontrolle. Psychomotorik schließt also von motorischen Äußerungen auf aktuelle psychische Zustände. Umgekehrt kann auch davon ausgegangen werden, dass psychische Zustände durch die Förderung motorischer Abläufe positiv beeinflusst werden. Dies erfolgt in erster Linie durch die Verbesserung von Koordinationsleistungen und Kraftdosierung – Qualitäten, die für das im Alltag notwendige Handlungsrepertoire grundsätzlich von Bedeutung sind.

Psychisch kranke Patienten haben, aufgrund einer vorausgehenden Behinderung oder Entwicklungsproblematik, häufig Schwierigkeiten, genau diese Anforderungen aus dem Kräftesystem abzurufen und in einer adäquaten, ökonomischen Form umzusetzen. Psychomotorische Übungen und Aufgabenstellungen können dabei helfen, einen besseren Zugang zu diesem Komplex zu schaffen. Erreicht wird im Idealfall eine psycho-physische Leistungsfähigkeit, die sich in einer mobilen Bewegungssicherheit zeigt, welche in erster Linie auf Bewegungskontrolle basiert und sich durch das Vorhandensein mehrerer Basisqualitäten wie z.B. Kraft, Gleichgewichtsfähigkeit oder räumliche Orientierungsfähigkeit definiert.

Die Qualitäten menschlicher Bewegung in der Psychomotorik

Die Psychomotorik beschreibt den Zusammenhang zwischen der Wahrnehmung, dem Erfahren und Erleben, der Emotionalität und dem Handeln eines Individuums. Sie erklärt, wie der psychische Zustand eines Menschen mit den intrakraniellen Prozessen in einer direkten Beziehung steht. Psychomotorik ist „das durch psychische Vorgänge geprägte Gesamt der Bewegungen", also das jeweilige Resultat einer Integration von psychischen und motorischen Funktionen. Psychische Gegebenheiten spiegeln sich weitgehend im Bewegungsspiel wider [2]. Betrachtet man menschliche Bewegungsabläufe in all ihren Erscheinungsformen, lässt sich feststellen, dass die Basis hierfür aus einer komplexen Wechselbeziehung von einzelnen die Bewegung beeinflussenden Qualitäten besteht, die zudem von kontinuierlich parallel ablaufenden intersubjektiven Vorgängen beeinflusst werden [16].

Durch eine Störung dieser komplexen Wechselbeziehungen kommt es zu Bewegungsdefiziten, unökonomischen und pathologischen Bewegungsabläufen oder sogar zu einer motorischen Retardierung (Reduzierung des Bewegungsrepertoires). Bei psychisch kranken Patienten sind die Qualitäten, die auf das menschliche Bewegungsbild Einfluss nehmen, deren Wechselbeziehung zueinander oder auch die intersubjektiven Vorgänge oftmals beeinträchtigt. Die Gründe hierfür sind vielfältig. Seien es die Folgen pathologischer Neurotransmittervorgänge, die die Reizverarbeitung ungünstig beeinflussen und das Erlernen eines adäquaten Bewegungsrepertoires behindern, sei es die lang andauernde Einnahme massiv wirksamer Psychopharmaka. Nicht zuletzt muss dem sozialen Umfeld psychisch erkrankter Menschen eine große Gewichtung bemessen werden. Mangelnde Tagesstrukturierung und ein „antriebsarmes" Umfeld führen auf Dauer zu einem Defizit an Bewegung und somit zu einem Mangel an Bewegungsinput für den Körper. Der Betroffene legt seine Bewegungsqualitäten sozusagen „auf Eis".

Abb. 1: Die Qualitäten menschlicher Bewegung in der Psychomotorik

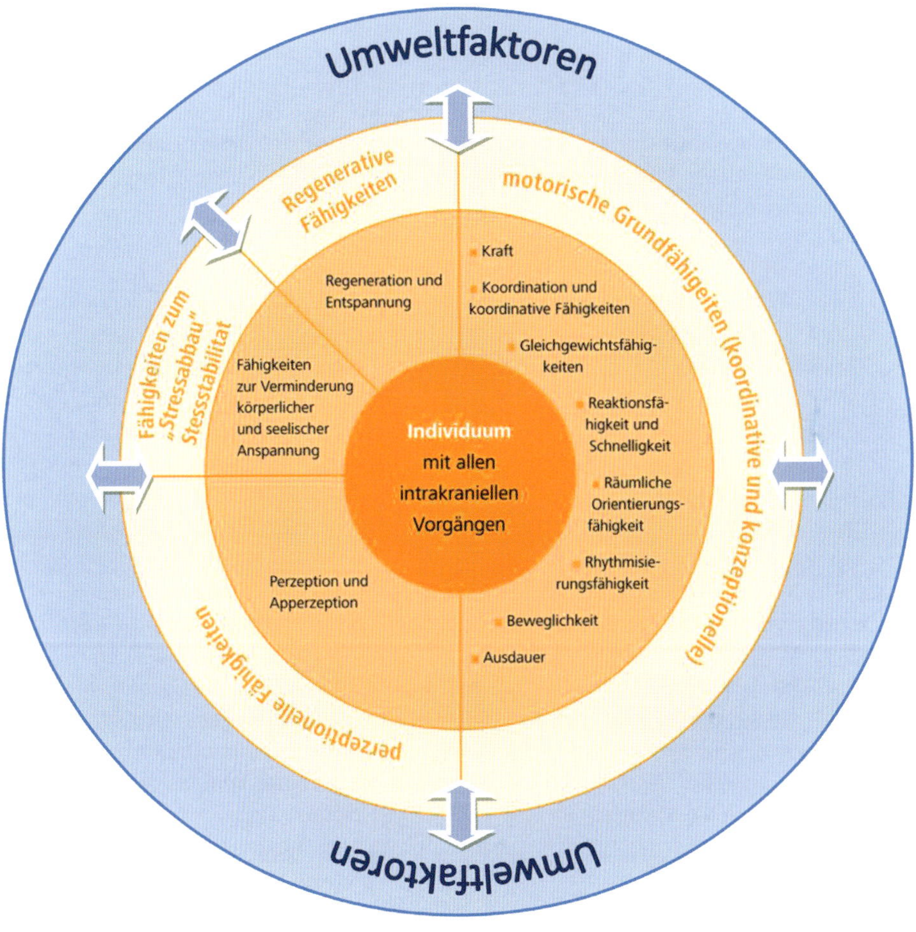

Koordinative und konditionelle Grundfähigkeiten

Kraft als Begriff in der Psychomotorik

Kraft entspringt nicht aus körperlichen Fähigkeiten.
Sie entspringt einem unbeugsamen Willen.
(Mahatma Gandhi)

In der Physik wird Kraft als eine gerichtete Größe definiert, die Körper beschleunigen oder bewegen kann und mit deren Wirkung Arbeit verrichtet und die Energie eines Körpers verändert werden kann [17].
Der komplexe Begriff Kraft mit allen Gesetzen, abgeleiteten Formeln und Größen spielt nicht nur in der klassischen Mechanik eine wichtige Rolle. Kraft nimmt in physikalischer Hinsicht Einfluss auf die Lehre von der Bewegung, die sogenannte Dynamik. Im Rahmen der Psychomotorik stellt ein adäquates Maß an Kraft, genauer die Muskel- oder Körperkraft, einen zentralen Faktor dar, der großen Einfluss auf das physiologische, menschliche Bewegungsbild hat. Die Kraft als Teil der motorischen Grundfähigkeiten lässt sich sportphysiologisch in die Bereiche Maximalkraft, Schnellkraft, Reaktivkraft und Kraftausdauer einteilen. Ein vom Kortex koordinierter Muskeleinsatz und die hiermit verbundene Kraftdosierung sind notwendig, um einen adäquaten physiologischen Haltungshintergrund zu schaffen. Der Mensch kann sich bewegen, grob- und feinmotorische Leistungen vollbringen, Arbeit verrichten usw. Somit stellt die Muskelkraft ein wichtiges Segment im Gesamtbild des menschlichen Bewegungssystems dar. Jeder Bewegung liegt eine wirkende Ursache, also eine Kraft, zugrunde. Bewegung ist eine Art der körperlichen Arbeit, die durch die Muskelkraft verrichtet werden kann. Durch die isotone Muskelkontraktion, d.h. durch eine gleichbleibende Spannung der Muskelfasern bei unterschiedlicher Muskelfaserlänge, wird dynamische Arbeit verrichtet. Der menschliche Körper bewegt sich. Im Gegensatz hierzu steht die isometrische Muskelkontraktion, die durch eine Änderung der Muskelfaserspannung bei gleichbleibender Länge der Faser einen Spannungsanstieg erzeugt. Wir sprechen dann von statischer Arbeit [18].

Arbeitsmedizinisch lässt sich sagen, dass die statische Arbeit des Körpers aufgrund des geringeren Platzangebotes der Blutgefäße im Muskel und der fehlenden Muskelpumpe im Vergleich zur dynamischen Arbeit die anstrengendere der beiden Arten für den Menschen ist.
Bevor eine gerichtete, adäquate Bewegung initiiert werden kann, sorgen die zuständigen kortikalen Strukturen des Menschen für eine physiologische Ausrichtung der muskulären und knöchernen Strukturen. Die koordinierte muskuläre Kraft wird also benötigt, um Bewegungen ausführen zu können und um den Körper zuvor auf diese Bewegungen auszurichten.

Aus der PM-Praxis für die PM-Praxis

Auch wenn es in der PM nicht in erster Linie um einen möglichst hohen Zuwachs an Muskelmasse oder gar um modisches Bodystyling geht, spielt Kraft für viele Klienten eine zentrale Rolle. Kraft bedeutet Widerstandsfähigkeit, Belastbarkeit, ein erhöhtes Gefühl für das „Oben und Unten" des eigenen Körpers. Eine anorexische Klientin, die zwar um keinen Preis dicker werden wollte, war aber bereit, ihre Ernährung umzustellen, weil sie an Kraft gewinnen wollte, um ihr Durchhaltevermögen zu erhöhen, damit sie den Anforderungen ihres Alltags (Schule und Ausbildung) standhalten kann. Wenn es um die gezielte und nicht extrem dimensionierte Kräftigung verschiedener Körperregionen (Nacken, Schultern, Arme, Beine) geht, spielt in der Arbeit mit psychisch kranken Menschen immer auch das Bewusstmachen der eigenen Körpergrenzen – und damit der körperlichen Identität – eine äußert bedeutsame Rolle. In diesem Zusammenhang ist eine stabile Rumpfmuskulatur von großer Bedeutung. Viele psychisch kranke Klienten sind sofort an ihrem wenig ausgeprägten Haltungstonus zu erkennen. Ein Defizit, das nicht nur Ausdruck eines wenig ausgeprägten Körpergefühls ist, sondern sich auf Dauer auf den gesamten Bewegungsapparat (Hüfte, Knie, Sprunggelenk) auswirkt.

Koordination und koordinative Fähigkeiten in der Psychomotorik

Koordinationsschulung kann nicht früh genug beginnen,
es gibt kein Zuviel nur zu wenig.
(Verfasser unbekannt)

Der Begriff Koordination leitet sich von dem lateinischen Verb „coordinare" (zusammenordnen) ab. Unter Bewegungskoordination wird das Zusammenwirken des zentralen Nervensystems und der Skelettmuskulatur innerhalb eines gezielten Bewegungsablaufs verstanden [20]. Dabei wird zwischen intramuskulärer Koordination (Nerven-Muskel-Zusammenspiel innerhalb eines Muskels) und intermuskulärer Koordination (Zusammenwirken verschiedener Muskeln: Agonist und Antagonist) unterschieden.

Die Bewegungskoordination ist die Ordnung und Organisation von Bewegungen in Ausrichtung auf ein bestimmtes Ziel bzw. einen bestimmten Zweck. Diese Ordnung bedeutet die Abstimmung aller Bewegungsparameter im aktuellen Prozess der Wechselwirkung des Menschen mit der jeweiligen Umweltsituation [21].
Bewegungskoordination ist die zeitliche, räumliche und kraftmäßige Steuerung einer Einzelbewegung oder komplexer Bewegungsvollzüge, die, entsprechend sensorisch vermittelter äußerer Vorgaben oder Ziele, zustande kommen [22].
Koordinative Fähigkeiten sind auf Bewegungserfahrung beruhende Verlaufsqualitäten sowie ein spezifischer und situationsgemäßer Bewegungssteuerungsprozess [23].
Sie sind wesentliche Bedingungen für die zielgerichtete Steuerung von Bewegungshandlungen [24].

Gut ausgebildete koordinative Fähigkeiten bilden die Grundlage für stabile motorische Bewegungsabläufe und ermöglichen eine Erweiterung der Variabilität in den auszuführenden Bewegungen. Sie beeinflussen die Aneignung von Fertigkeiten, deren Tempo, Effektivität und Qualität. Des Weiteren ermöglichen sie das verbesserte Zusammenspiel der Muskeln und daraus resultierend ästhetische, harmonische Bewegungen. Sie sind eine wesentliche Prophylaxe gegen bewegungsbedingte Verletzungen und chronisch auftretende Fehlbeanspruchungen des Binde- und Stützgewebes. Koordinative Fähigkeiten bilden die Grundlage für eine Bewegungssicherheit und Körperbeherrschung.

Gleichgewichtsfähigkeit in der Psychomotorik

Suche nach Ruhe, aber durch das Gleichgewicht,
nicht durch den Stillstand deiner Tätigkeit.
(Friedrich Schiller, Der Schlüssel zur Gelassenheit)

Die Gleichgewichtsfähigkeit ist die Fähigkeit, den menschlichen Körper im Gleichgewicht zu halten bzw. nach einer Veränderung der Lage im Raum das Gleichgewicht wieder herzustellen. Die Schwerkraft bewirkt, dass sich der menschliche Körper in einer permanenten labilen Gleichgewichtslage befindet. Somit ist das vestibuläre System ständig damit beschäftigt, eine kontinuierliche Regulation der Gleichgewichtslage anzustreben. Dies geschieht auch bei scheinbar ruhigem Stand. Gleichgewichtskontrolle ist somit ein fortlaufender Regulationsprozess [25].
Die Gleichgewichtskontrolle des Menschen setzt sich im Wesentlichen aus vier Teilbereichen zusammen:

1. **Das Vestibuläre System**
   Das im Innenohr sitzende paarige Vestibularorgan (Organon vestibulare) unterteilt sich in fünf unterschiedliche Bestandteile. Die drei Bogengänge (Ductus semicirculares), gefüllt mit kaliumreicher Endolymphe, bilden das Drehsinnorgan. Sie stehen nahezu senkrecht zueinander und erfassen so die Drehbeschleunigungen des Kopfes im Raum. Die beiden als Maculaorgane bezeichneten Strukturen Macula utriculi und Macula sacculi erfassen die lineare Beschleunigung des Körpers im Raum. Sie stehen ebenfalls senkrecht zueinander, sodass der Sacculus auf vertikale Beschleunigungen anspricht und der Utriculus auf horizontale.

2. **Das Kinästhetische System**
   Das Kinästhetische System verarbeitet die Informationen aus den Muskel-, Gelenk- und Sehnenrezeptoren. Es gibt den „Spannungszustand" des Stütz- und Bewegungsapparates über das Rückenmark weiter an den Hirnstamm, das Kleinhirn und den Kortex. Diese „Dauerinformationen", die in der Regel unbewusst ablaufen, betreffen Zug, Druck und Winkelveränderung an den Gelenken sowie Streckung und Zusammenziehen der Muskeln. In der Sensorischen Integration geht man davon aus, dass eine intakte Tiefensensibilität einen wesentlichen Faktor zum Erwerb eines harmonischen Körperschemas darstellt. Eine ständige und

exakte Rückmeldung über Muskelspannung und Gelenkstellung ist vor allem notwendig, um unbewusst geplante Bewegungen, wie z.B. Gehen, Essen, Waschen usw. auszuführen. Menschen, die in ihrer kinästhetischen Wahrnehmung beeinträchtigt sind, sind vermehrt auf optische Kontrolle angewiesen.

3. **Das visuelle System**
   Das visuelle System des Menschen besteht im Wesentlichen aus dem Auge mit seinen einzelnen Komponenten wie der Iris, der Netzhaut (Retina), dem Stäbchen- und Zapfensystem usw., dem Sehnerv (Nervus Opticus), der Sehrinde (visueller Cortex) sowie Teilen des Thalamus und des Hirnstamms. Dieses Gesamtsystem übernimmt die Verarbeitung der visuellen Reize und Informationen, die aus der Umwelt wahrgenommen werden [18, 19].

4. **Das taktile System (Tastsinn)**
   Durch das taktile System erhält der Körper konstant Informationen über Gegebenheiten, wie z.B. kalt, heiß, feucht, trocken, rau, schmerzhaft, usw. Das taktile System ist das am meisten ausgedehnte sensorische System. Bereits im Mutterleib ist es vollständig ausgebildet und hat eine wichtige Funktion für die gesamte neuronale Entwicklung. Berührungsempfinden, Druckempfinden, Vibration, Berührungsreize an der Hautoberfläche werden über das Rückenmark zum Hirnstamm geleitet. Die Kerne im Hirnstamm registrieren, dass die Haut berührt wird, und verbinden diese Berührungen mit Gefühlsqualitäten.

Reaktionsfähigkeit/Schnelligkeit in der Psychomotorik

Manchmal braucht man ein schnelles Reaktionsvermögen, um nicht zu reagieren. (Michael Richter, Einspruch)

Im Bereich der Psychomotorik beschreiben Reaktionsfähigkeit und Schnelligkeit die Fähigkeit, auf einen oder mehrere Reize aus der Umwelt möglichst schnell und zielgerichtet zu reagieren und damit eine schnelle Einleitung und Ausführung zweckmäßiger motorischer Aktionen auf Reize zu garantieren. Die Reize können hierbei optisch, akustisch, taktil oder aber kombiniert in Erscheinung treten.

Aus der PM-Praxis für die PM-Praxis

Eine unserer Klientinnen konnte oftmals am Programm der Tagesstätte nicht teilnehmen, da sie sich bei schlechter Witterung, vor allem im Winter, davor fürchtete, zu stürzen. Ihre Gleichgewichtsleistungen waren nicht ausreichend ausgeprägt, um im Falle eines „Falles" adäquate Stell- und Stützreaktionen abzurufen. Fahrrad wollte sie nicht mehr fahren, weil sie sich hierbei ebenso unsicher fühlte. Ein Beispiel dafür, wie wichtig das Vertrauen in grundsätzliche motorische Qualitäten wie Gleichgewichts-, Koordinations- und Reaktionsfähigkeiten ist. Ein Defizit in diesem Bereich hat nicht nur massive Auswirkungen auf die Teilhabe an vielen für den Klienten wichtigen Angeboten, es reduziert auch sein Selbstvertrauen und seine Bereitschaft Neues zu erkunden in erheblichem Umfang.

Räumliche Orientierungsfähigkeit in der Psychomotorik

Wer auf offener See fährt, richtet sich nach den Sternen.
(Wilhelm Busch)

Die räumliche Orientierungsfähigkeit beschreibt im psychomotorischen Zusammenhang die Fähigkeit, bei gewollten und ungewollten Bewegungen die Orientierung im Raum nicht zu verlieren. Mit ihrer Hilfe gelingt es, Lageveränderungen des Körpers wahrzunehmen und Bewegungen entsprechend zu steuern. Sie ist intentions- oder reaktionsgebunden (willentlich ausgeführt oder reflexhaft ausgelöst). Eine adäquate räumliche Orientierungsfähigkeit ist bei psychomotorischen Aufgabenstellungen notwendig, um Räume und Abstände beurteilen bzw. Begrenzungen und Hindernisse wahrnehmen zu können.

Rhythmisierungsfähigkeit in der Psychomotorik

Am Anfang war der Rhythmus ...
(Hans von Bülow)

Rhythmus ist ein ordnendes Element. Ganz allgemein hat er eine Form, einen Anfang und ein Ende und ist deshalb wiederholbar. Rhythmus (Rhythmisierungsfähigkeit) ist sowohl die Fähigkeit, von außen vorgegebene Rhythmen (z.B. Musik) wahrzunehmen und sie in Bewegung umzusetzen als auch die Fähigkeit, einen Bewegungsablauf jeweils in einem ihm eigenen Rhythmus in seiner dynamisch-zeitlichen Gliederung bzw. dynamischen Akzentuierung zu erfassen und auszuführen. Eine ausgeprägte Rhythmisierungsfähigkeit führt zu einem effektiven, fließenden und ästhetischen Bewegungsablauf [25].

Beweglichkeit in der Psychomotorik

Das Standfeste ist leichter zu knicken als das Bewegliche.
(Hans Kudszus, Das Denken bei sich)

Beweglichkeit ist die Fähigkeit, Bewegungen mit großer bzw. optimaler Schwingungsweite der Gelenke auszuführen. Sie ist definiert über die individuelle Ausprägung der Schwingungsweite in den Gelenken (Gelenkigkeit) und das Zusammenwirken der elastischen Eigenschaften von Muskeln, Sehnen und Bändern (Dehnfähigkeit). Man unterscheidet zwischen allgemeiner und spezieller (sportartspezifischer) Beweglichkeit. Gute Beweglichkeitsleistungen ergeben sich aus einer möglichst idealen Dehnfähigkeit, aus der erforderlichen Kraft, um den anatomisch gegebenen Bewegungsspielraum zu erreichen, sowie aus einer optimalen inter- und intramuskulären Koordination.

Aus der PM-Praxis für die PM-Praxis

Auch bei der Beweglichkeit handelt es sich um eine Qualität, die das passende Verhalten in alltäglichen Situationen erlaubt und damit eine umfassende Teilhabe an den alltäglichen Angeboten möglich macht. Zentral ist die Fähigkeit, auf externe Impulse zu reagieren, sich beispielsweise dem Bewegungsstrom in einer Menschenmenge anzupassen oder Hindernissen auszuweichen, aber auch das Gefühl, ein funktionierender und akzeptierter Teil einer sich rhythmisch bewegenden Gruppe (beim Tanz) oder einer Rhythmus erzeugenden Gruppe (Trommelgruppe) zu sein. Die Fähigkeit, sich auf einen Rhythmus einzulassen, hat außerdem eine emotional ausgleichende und zentrierende Wirkung und insofern einen wichtigen therapeutischen Effekt.

Ausdauer in der Psychomotorik

Courage ist gut, aber Ausdauer ist besser.
(Theodor Fontane)

Im Bereich der Psychomotorik verstehen wir Ausdauer als Fähigkeit, eine bestimmte körperliche und geistige (physio-psychische) Belastung/Anforderung über einen definierten Zeitraum aufrechterhalten zu können, ohne in diesen beiden Bereichen vorschnell zu ermüden. Dies ist gekoppelt mit einer schnellstmöglichen Regeneration nach der durchgeführten Belastung. Zusammengefasst kann Ausdauer im psychomotorischen Bereich als physio-psychischer Ermüdungswiderstand definiert werden, der in Intensität und Zeitverlauf ausbaufähig ist.

Aus der PM-Praxis für die PM-Praxis

Der Faktor „Überforderung" gilt als eine wesentliche Ursache psychischer Krisen bis hin zur absoluten Dekompensation. Der Faktor „Ausdauer" ist deshalb ein wichtiges Moment, um die allgemeine Belastbarkeit zu steigern und um körperlichen und damit in der Konsequenz auch psychischen Stressoren länger standzuhalten.

Auffällig ist, dass immer mehr Klienten mit dem Gefühl einer allgemeinen „Überforderung" in unsere Praxis kommen. Ein diffuses Gefühl körperlicher Erschöpfung, das in auffälligem Maße mit den Bedingungen am jeweiligen Arbeitsplatz einherzugehen scheint.

Eine sehr ambitionierte Erzieherin, die wegen einer depressiven Krise in unserer Praxis war, konnte zwar die körperlich und psychisch anspruchsvolle Arbeit mit den Kindern noch gut durchhalten, war aber den Auseinandersetzungen mit den Kollegen und einer Vorgesetzten immer weniger gewachsen. Sie war einfach zu erschöpft, um sich neben ihrer eigentlichen Arbeit in den oft stattfindenden Teamsitzungen zu positionieren und zu behaupten. Das Selbstbild der Klientin geriet dadurch immer mehr ins Wanken, ihr Zutrauen in die eigene Kompetenz nahm rapide ab. In der Folge entwickelte sich eine massive depressive Krise.

Perzeptive Fähigkeiten

Perzeption und Apperzeption als Begriffe in der Psychomotorik

Die Archetypen funktionieren als die gesuchte Brücke zwischen den Sinneswahrnehmungen und den Ideen. (Werner Heisenberg, Quantentheorie und Philosophie)

Nach Aristoteles hat alles Denken und Wissen seinen Ursprung in der Perzeption (Wahrnehmung). Eine adäquat entwickelte, störungsfreie Wahrnehmung ist die Grundlage für einen „gesunden" Menschen. Sie ermöglicht zu jeder Zeit eine optimale Verknüpfung aller physisch und psychisch wahrgenommenen Vorgänge des Menschen. Sie spielt also auch im Bereich der menschlichen Bewegung eine zentrale Rolle.

Die Perzeption (lat. percipere „wahrnehmen") beschreibt die Gesamtheit der Vorgänge des menschlichen Wahrnehmens und umfasst dabei auch unbewusste und emotionale Vorgänge des Empfindens. Perzeption bezeichnet nicht nur das rein subjektive Ergebnis des Wahrnehmungsvorgangs (Perzept), sondern auch die diesem zugrunde liegenden neurophysiologischen Prozesse (Sinneswahrnehmung).

Gottfried Wilhelm Leibniz prägte zudem den Begriff der Apperzeption (neulat. adpercipere „hinzuwahrnehmen"), hierunter versteht man das bewusste, willensgesteuerte Erfassen und Verarbeiten von Sinneseindrücken. Zur Apperzeption gehört eine willentliche Zuwendung der Aufmerksamkeit.

Perzeption wie auch Apperzeption sind somit relevante Teilbereiche des menschlichen Systems der Bewegungsqualitäten.

Aus der PM-Praxis für die PM-Praxis

Gerade in der Arbeit mit sehr schwer, chronisch psychisch Kranken ist das Thema der Perzeption in der PM-Therapie von zentraler Bedeutung. Im Laufe einer sorgfältigen Funktionsanalyse (auch bei psychischen Erkrankungen unverzichtbar!) stößt man mit großer Wahrscheinlichkeit auf einen „funktionellen" Faktor, der die Entwicklung und persönliche Stabilität des Klienten wesentlich beeinflusst. Solche Faktoren können durch frühe Unfälle, nicht erkannte Sehfehler oder andere zentral bedingte Irritationen entstanden sein. Sie können mit einer intensiven und in möglichst hoher Frequenz durchgeführten PM-Therapie positiv verändert werden.

Stressstabilität sowie Fähigkeiten zur Stressvermeidung und zum Stressabbau

Eigenschaften zur Verminderung körperlicher und seelischer Anspannung

Eine der wichtigsten Überlebensfähigkeiten im menschlichen Alltag ist der adäquate Umgang mit Stress. Dieser kann sowohl nach einer „Überfütterung" durch externe Reize als auch durch Konflikte im interpersonellen Umgang entstehen.
Die Psychomotorik wird auf beiden Ebenen wirksam. Einerseits bedingt ein Zuwachs an Kraft und erhöhter Koordinationsfähigkeit das Zutrauen in die eigene Fähigkeit, mit unerwarteten Ereignissen und Hindernissen, die auf den Körper einwirken (Glatteis, Stolperfallen etc.), souveräner umgehen zu können. Dazu gehört auch die positive Erfahrung, mit zunehmendem Übungsausmaß über deutlich mehr körperliche Ausdauer zu verfügen („ich werde nicht mehr so schnell müde …"). Andererseits hat die Gewöhnung an relativ „aggressive" Übungsteile eine andere Körpersprache/Ausstrahlung des Teilnehmers zur Folge. Die Erfahrung, dass solche Situationen nicht immer eine Bedrohung darstellen, beeinflusst das Vertrauen in die eigene emotionale Belastbarkeit positiv.

Aus der PM-Praxis für die PM-Praxis

Viele weibliche Klienten, die an der PM teilnehmen, haben ein Problem mit häuslicher Gewalt (siehe auch das Beispiel „Der Blick zurück", S. 9) oder einfach keinen „Mumm" in mehr oder weniger dramatischen Konfliktsituationen in ihrem Alltag. Sie sind aufgrund traumatischer Erlebnisse oder Defiziten in der Sozialisation oder durch die Nachwirkungen depressiver Phasen nicht in der Lage, einem Gegenüber auf passende Art Paroli zu bieten. Die PM-Therapie ermöglicht in einem geschützten Rahmen körperlichen und psychischen Stress zu erfahren, bietet aber gleichzeitig auch die Alternative des Stressabbaus. Auf diese Weise liefert sie wichtige gedankliche Ansätze für den Klienten:

1. Ich kann Stress aushalten,
2. Stress kann auch „Spaß machen" und
3. es gibt Möglichkeiten, Stress abzubauen.

Regenerative Fähigkeiten

Regeneration und Entspannung in der Psychomotorik

Nur im ruhigen Teich spiegelt sich das Licht der Sterne.
(Chinesisches Sprichwort)

Unter Regeneration bzw. Entspannung werden im Bereich der Psychomotorik Prozesse verstanden, die zur Wiederherstellung eines psycho-physiologischen Gleichgewichtszustandes führen. Der Regenerationsbedarf des menschlichen Körpers richtet sich dabei stets nach der Dauer und Intensität der vorausgegangenen Belastung. Eine geordnete Regeneration, sowohl physisch als auch psychisch, hilft die Belastung besser verarbeiten zu können und ermöglicht eine baldige Wiederbelastung. In der Regenerationszeit wird dem Organismus die Chance gegeben, sich den Belastungsreizen anzupassen. Die hauptsächlichen funktionellen Umbauten im Organismus, aus denen eine Steigerung der Leistungsfähigkeit resultiert, gehen zum größten Teil nicht während der Trainingsarbeit, sondern in der Regenerationsphase vor sich [26]. Durch dieses regelmäßige Wechselspiel zwischen Belastungsreiz und Regeneration, in dem die Intensität gezielt gesteigert wird, wird ein Trainingseffekt erzielt, der zur Folge hat, dass sich der Organismus der Belastung nach und nach anpasst. Infolgedessen kommt es zu einer Leistungssteigerung des Körpers. Des Weiteren schafft es der Körper, sich nach regelmäßigem Trainieren schneller zu regenerieren. Die Regenerationsphase beginnt im Rahmen der psychomotorischen Übungsserien nach der Abwärmphase, dem sogenannten „Cool Down".

Psychomotorik als Medium in der Ergotherapie

Karel Bobath prägte die Aussage: „Bewegung ist die Grundlage einer jeden Rehabilitation". Obwohl sich seine These zum damaligen Zeitpunkt in erster Linie auf den Bereich der neurologischen Rehabilitation bezog, lässt sich durchaus ein Transfer zu anderen therapeutischen Fachbereichen herstellen. Motorische Bewegungskompetenzen verbunden mit einem Zugewinn an Kraft und Sicherheit im Umgang mit dem eigenen Körper sind in eigentlich allen Sparten der therapeutischen Rehabilitation äußerst sinnvoll. Warum also nicht auch im Fachbereich der psychiatrischen Ergotherapie? Schließlich sind unsere Themen die Handlungsfähigkeit und die Inklusion (Teilhabe am täglichen Leben) unserer Klientel. Eine Handlungsfähigkeit ohne ein funktionierendes, dafür unbedingt notwendiges Basissystem ist aber nicht denkbar. Dieses Basissystem ist unser Körper mit all seinen sensorischen, motorischen und hormonellen Bedingungen, die in einer ständigen Wechselwirkung zueinander stehen. Das eine funktioniert nicht ohne das andere. Wenn es uns gelingt, den Transfer zwischen dem Dialog der motorischen Bewegungsaspekte und der Psyche herzustellen, sprechen wir von Psychomotorik (PM). Die Bedingungen für die Durchführung von PM sind nahezu überall vorhanden, der finanzielle Aufwand ist gering. In der psychiatrischen Ergotherapie kann PM ein völlig anderer Zugang zum Problem des Klienten sein. Sie kann eine interessante Variante zur üblichen Palette der ausdrucks- und kompetenzzentrierten Arbeiten sein, ein ganzheitliches Therapiemittel, um die physische und damit auch psychische Handlungsfähigkeit des Klienten zu erweitern.

Die Rolle der Reflexion in der psychomotorischen Arbeit

Ziel der psychomotorischen Übungseinheiten ist es, über motorische Abläufe einen „Profit" für den jeweiligen Teilnehmer zu erreichen. Dieser „Profit" kann für jeden Teilnehmer etwas anderes bedeuten und wird über die Zieldefinition schon zu Beginn der Übungsserien zumindest in groben Zügen beschrieben.

Mögliche Ziele können die Verbesserung des Körper- und Gleichgewichtsgefühls sein, eine Erhöhung der allgemeinen Stresstoleranz oder das Bilden einer stabilen inneren Haltung. Dabei ist der Transfer der Ergebnisse in den Alltag der entscheidende Aspekt.

Der angestrebte Transfer in den Alltag des Klienten kann aber nur über den Prozess der Reflexion stattfinden. Das heißt über ein erneutes Bewusstmachen des Geschehens, das dadurch dauerhaft abgespeichert und somit für den Klienten begreifbar gemacht wird. Hierbei gibt es kein bestimmtes Schema, nach dem der Therapeut vorzugehen hat. Jedoch ist es unerlässlich, nach der Therapie, einen gemeinsamen Blick auf die emotionalen und motorischen Prozesse der abgelaufenen Übungseinheit zu werfen.

Dabei darf es gerade im Rahmen der PM nie um die „nur" sportliche bzw. die sportphysiologische (z.B., wie wirkt sich eine bestimmte Übung auf meinen Muskelzuwachs aus ...?) Qualität gehen. Die Reflexion bezieht sich immer auf das zuvor gemeinsam mit dem Klienten erarbeitete Ziel und den damit verbundenen Fragestellungen. Diese Fragestellungen haben gerade in der Arbeit mit psychisch kranken Menschen vor allem Aspekte der Persönlichkeit und den Umgang mit den täglichen Problemen im Arbeits- und Privatleben zum Inhalt.

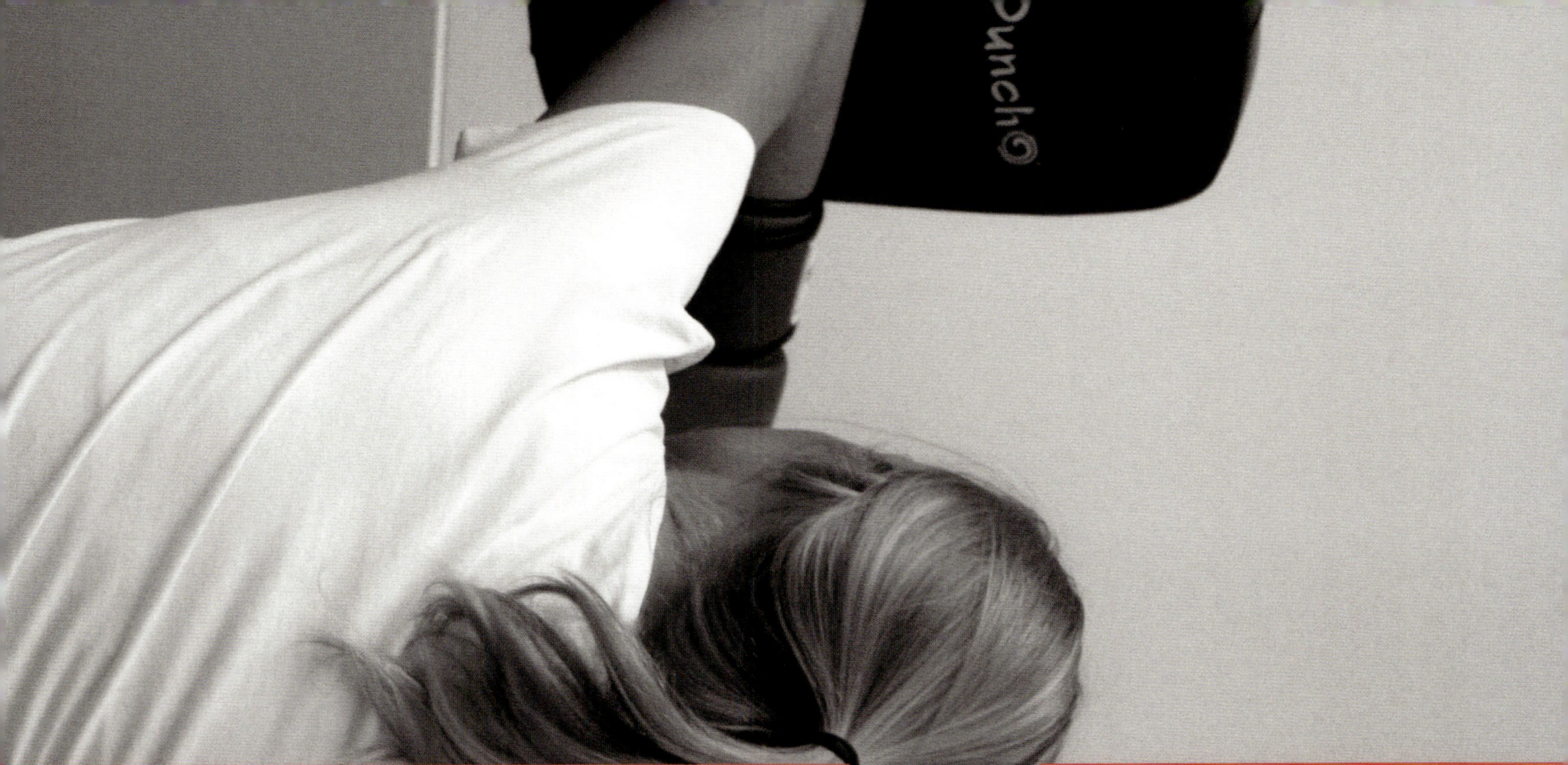

PRAKTISCHE ÜBUNGSSERIEN

Hilfsmittel - Mögliche Kontraindikationen -
Wichtige Ausgangsstellungen - Schwerpunkte nach ICF

Hilfsmittel für die praktischen Übungsserien

Gymnastikmatte – Matte

Eine weiche, rutschfeste Unterlage ist für Übungen im Liegen und am Boden ideal.

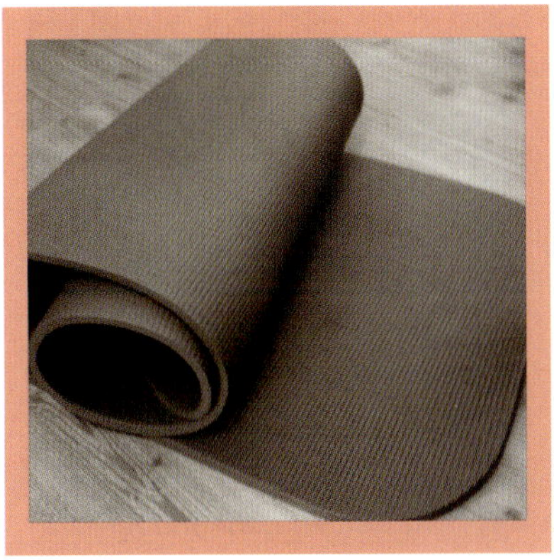

Physio- oder Therabänder

Unterschiedliche Stärken für unterschiedliche Anforderungen. Für zahlreiche Varianten in die Einzelübungen integrierbar. Länge: 1,5 – 2 Meter.

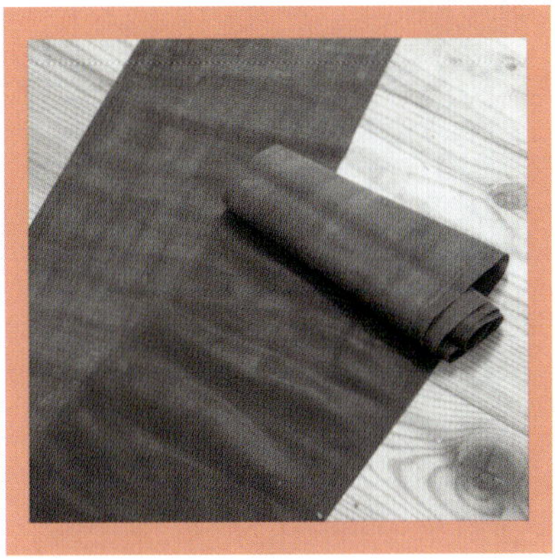

Hanteln

Aus Gusseisen mit Gummiummantelung. Sinnvoll ist es, je nach Anforderungsgrad der Übungen mit unterschiedlichen Gewichten zu arbeiten.

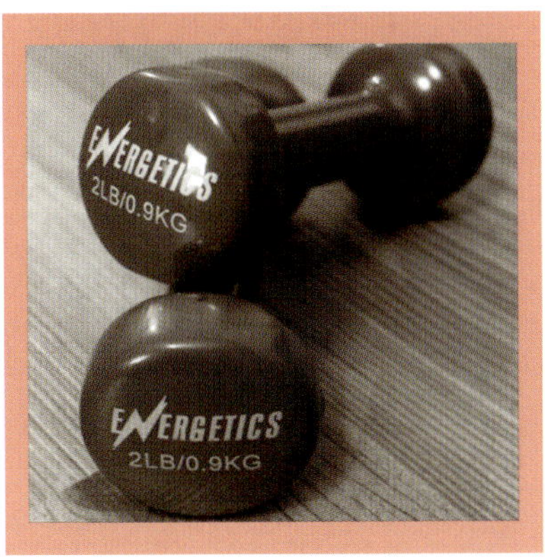

Gymnastik- oder Sitzball

Als Ergänzung für Einzel- oder Partnerübungen.

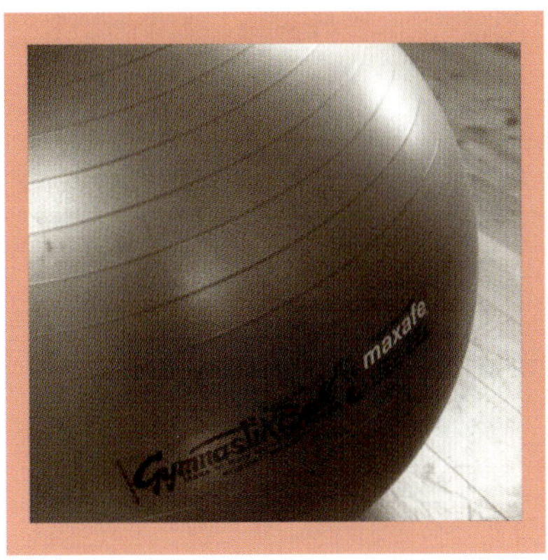

Handtuch

Als einfaches Hilfsmittel für bestimmte Aufwärm- und Dehnübungen.

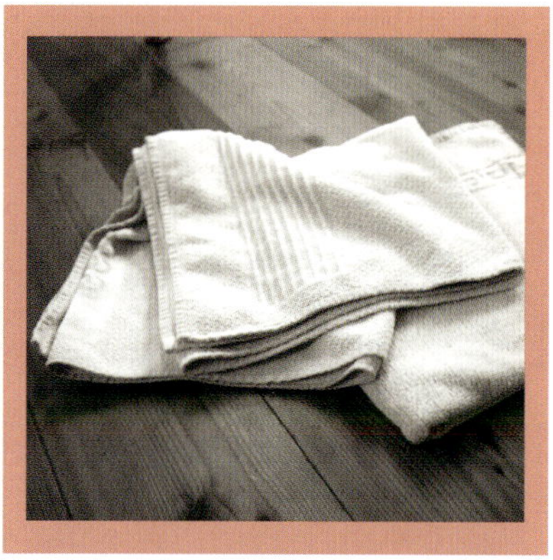

Pratzen

Als Prallschutz gegen Schläge mit den Boxhandschuhen, den bloßen Fäusten oder den Füßen. Bei allen Kickbox-Partnerübungen mit von der Partie.

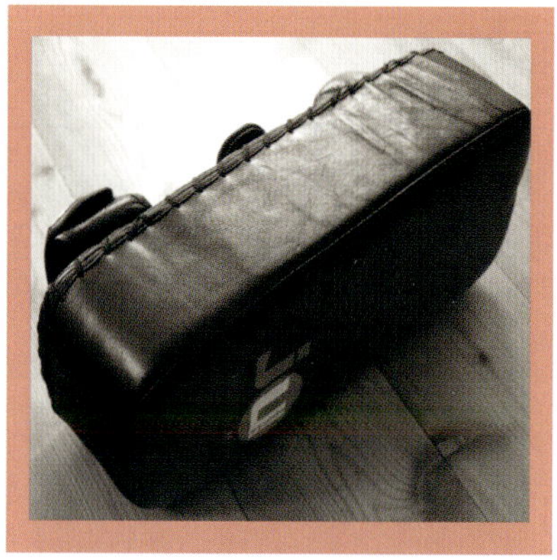

Boxhandschuhe

Für alle Einzel- und Partner-Boxübungen. Der gepolsterte Begleiter, „wenn`s zur Sache geht". Stabilisieren mitunter die Handgelenke bei stärkeren Schlägen gegen Pratzen oder den Boxsack.

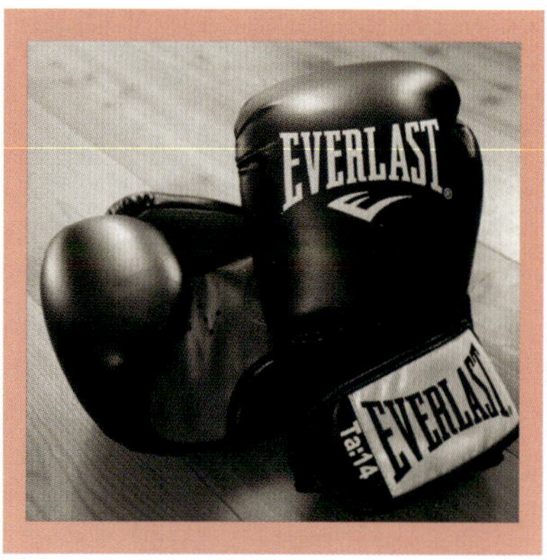

Große Uhr mit Sekundenzeiger

Unerlässliches Messinstrument und wichtiges Hilfsmittel für Takt, Krafteinteilung, Ausdauer und Kontinuität.

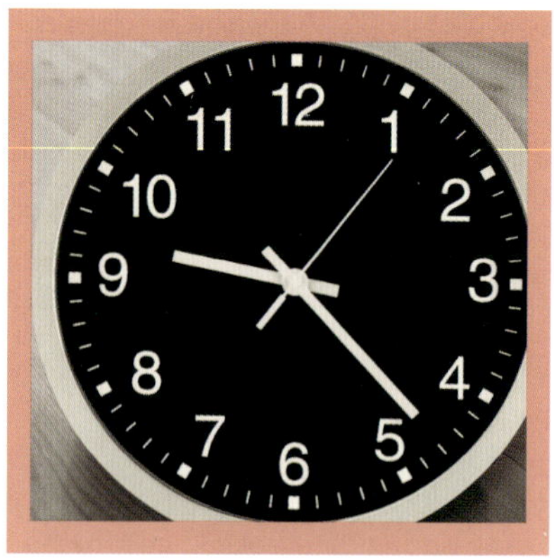

Kleine, weiche Gymnastik- oder Trainingsbälle

Sie sind besonders leicht und weich und verursachen somit keinen Schmerz oder Schaden, falls einmal ein Wurf „ins Auge geht". Vielseitig einsetzbar zum Auf- und Abwärmen oder als Wurfgerät auf ein bewegliches Ziel bei Übungen zur Verbesserung der Auge-Hand-Koordination.

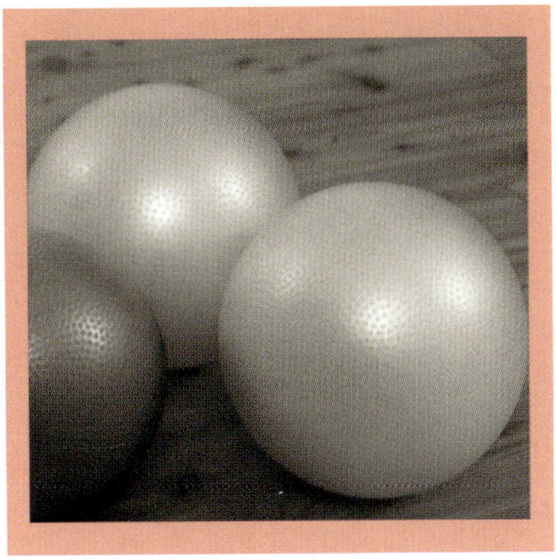

Verschiedene weitere Hilfsmittel

Wie z.B. kurze Seilstücke, Ringe, Tubes oder Gummibänder können als Hilfsmittel zur Gestaltung von Übungsvarianten eingesetzt werden. Mit etwas Übung, Gespür und Kreativität können zahlreiche der beschriebenen Übungen zusätzlich variiert werden.

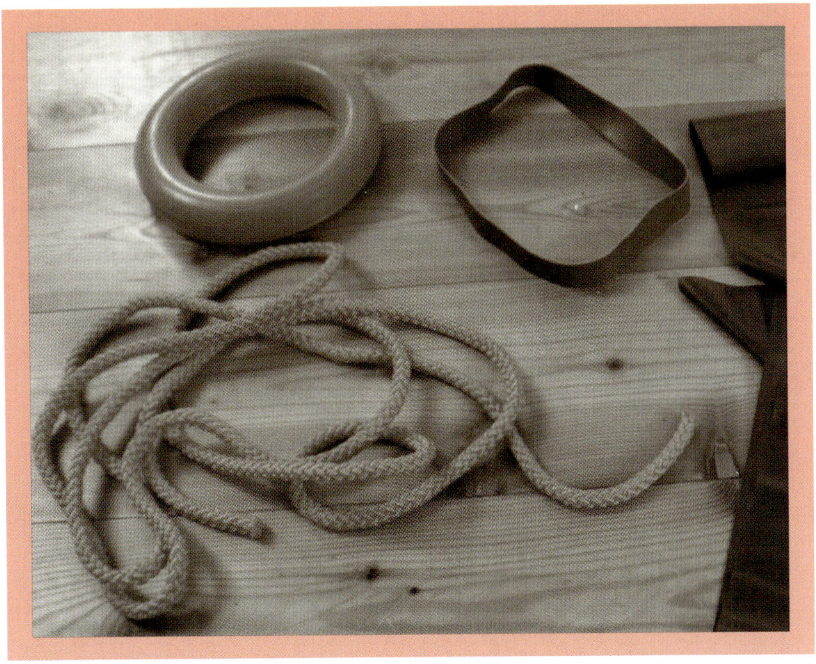

Checkliste möglicher Kontraindikationen und Komplikationen

Arthrotische Veränderungen in den Gelenken	Kniegelenksarthrose, Hüftgelenksarthrose, Spondylarthrose, Rhizarthrose, Schulterarthrose usw.
Autoimmunerkrankungen	Rheumatoide Arthritis, Morbus Bechterew, Polymyositis, Kollagenosen usw.
Kardio-pulmonale Erkrankungen	Koronare Herzerkrankung, extremer Bluthochdruck
Massive Beeinträchtigung der Wahrnehmung	Ausgeprägtes Wahn- und Empfindungserleben, z.B. akute paranoide Phase; ausgeprägte manische Phase
Nebenwirkung von Medikamenten	Wachheit, Reaktionsvermögen, Muskeltonus können beeinträchtigt sein
Angeborene oder erworbene Erkrankungen und deren Folgen	Massiv ausgeprägte Skoliosen, Bandscheibenvorfälle, Gleitwirbel etc.
Entzündungen, Schwellungen, Prellungen	Reizerguss im Kniegelenk, Schleimbeutelentzündung, Sehnenscheidenentzündung etc.

Wichtige Ausgangsstellungen (ASTE) und Grundstellungen

(AS01) Hüftbreiter Stand

Beine	parallel nebeneinander
Arme	locker zur Seite hängend
Oberkörper	gerade; aufgerichtet; Schultergürtel in einer Ebene (lockere Schultern); adäquate Grundspannung
Blickrichtung	geradeaus

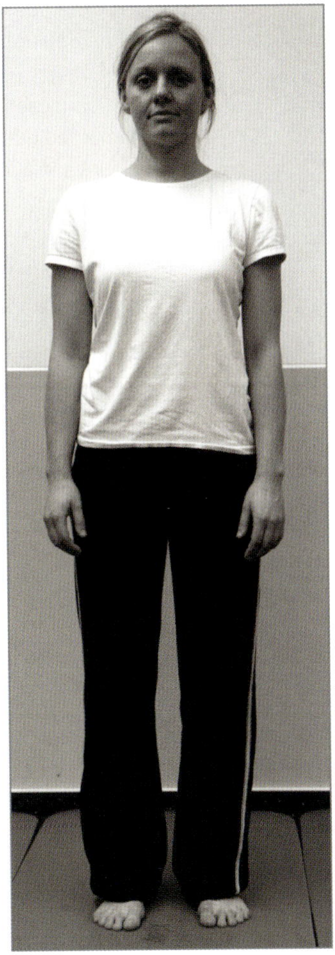

Einfache Ausgangsstellung für zahlreiche Übungen.
Das Körpergewicht ist auf beide Fußsohlen gleichmäßig verteilt.
Die Schultermuskulatur baut noch keine stärkere Spannung auf.

(AS02)	Schulterbreiter Stand
Beine	schulterbreiter Stand; Ferse in etwa einer senkrechten Linie zum Deltamuskel des Oberarmes; Zehenspitzen zeigen nach außen
Arme	locker zur Seite hängend; Handflächen liegen seitlich am Oberschenkel auf
Oberkörper	gerade; aufgerichtet; Schultergürtel in einer Ebene (lockere Schultern); adäquate Grundspannung
Blickrichtung	geradeaus

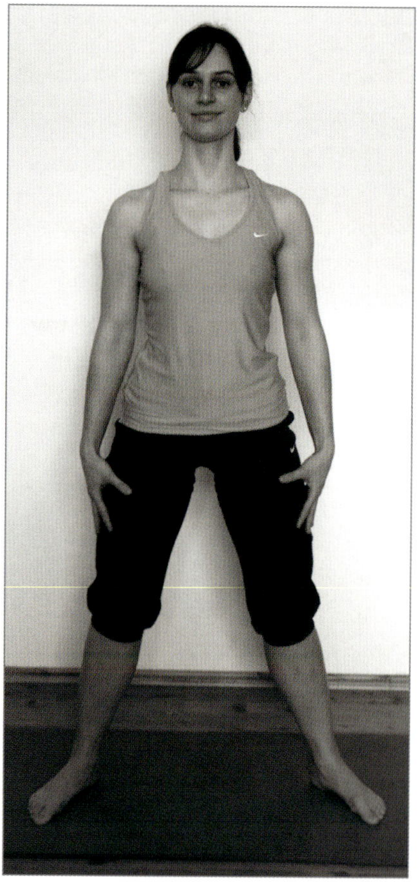

Das Körpergewicht ist auch hier auf beide Fußsohlen gleichmäßig verteilt.
Einfache Ausgangsstellung für zahlreiche Übungen. Werden die Beine noch etwas weiter auseinander gestellt, sprechen wir vom Stand – größer Schulterbreite (AS02-Erweitert).

(AS03) Hüftstütz

Beine	schulterbreiter Stand; Zehenspitzen zeigen nach vorne
Arme	im Ellenbogengelenk angewinkelt; Handflächen auf den Hüfthöckern abgestützt
Oberkörper	gerade; aufgerichtet; Schultergürtel in einer Ebene (lockere Schultern); adäquate Grundspannung
Blickrichtung	geradeaus

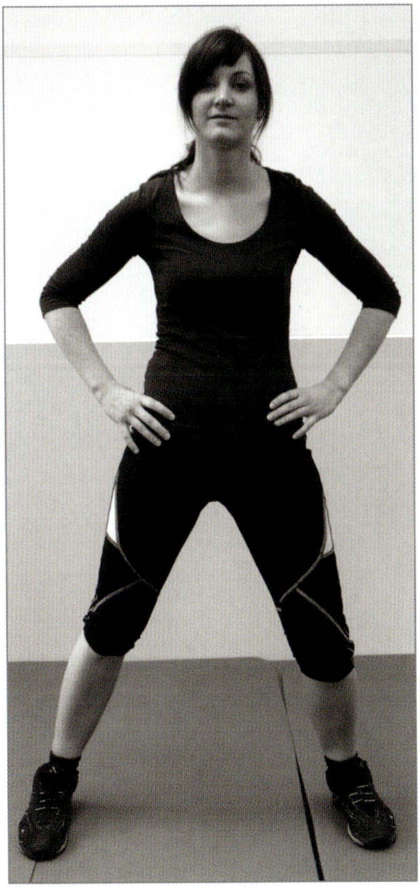

Das Körpergewicht ist auf beide Fußsohlen gleichmäßig verteilt. Einfache Ausgangsstellung für zahlreiche Übungen.

(AS04)	Vierfüßlerstand
Beine	im Hüft- und Kniegelenk angewinkelt; Knie und Zehenspitzen berühren den Boden
Arme	stützen den Oberkörper ab; die Ellenbogengelenke sind leicht angewinkelt; Handflächen liegen plan auf der Unterlage auf; Fingerspitzen zeigen nach vorne
Oberkörper	gerader Rücken; aktive Grundspannung im Rumpf; Hinterkopf und Steißbein liegen gemeinsam auf einer gedachten Linie
Blickrichtung	zum Boden hin

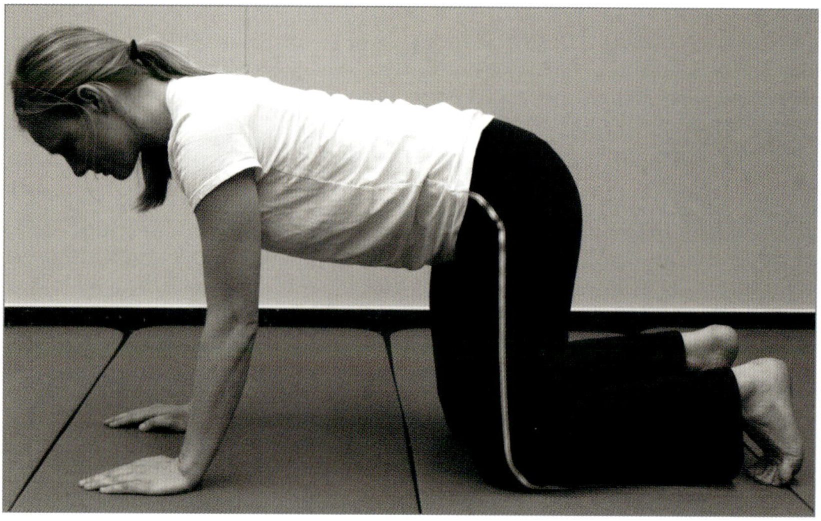

Eine präzise auszuführende Grundstellung, bei der es auf den geraden Rücken und die durchgehend vorhandene Rumpfspannung ankommt.

(AS05) KIBO-Grundstellung

Beine	stabile Schrittstellung; Knie dezent angewinkelt; Körpergewicht auf beide Füße gleichmäßig verteilt; stabiler Körperschwerpunkt
Arme	in „Deckungshaltung"; Arme im Ellenbogengelenk angewinkelt, Hände zu Fäusten geballt auf Schläfenhöhe
Oberkörper	aufgerichtet und im Ganzen leicht nach vorne geneigt; erhöhte, adäquate Grundspannung im Rumpf
Blickrichtung	geradeaus

Regel für Rechtshänder
Linkes Bein vorne – linke Hand ist Führhand – rechte Hand ist Schlaghand
Regel für Linkshänder
Rechtes Bein vorne – rechte Hand ist Führhand – linke Hand ist Schlaghand

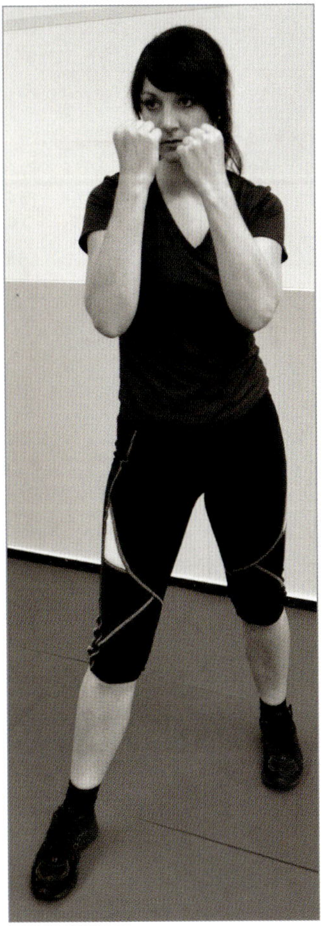

Eine sehr wichtige Ausgangsposition für Einzel- und Partnerübungen, die Elemente aus dem Kickboxtraining beinhalten. Diese ASTE ist in ihrer Ganzheit sehr stabil und erfordert von den Teilnehmern außer der erhöhten Grundspannung im Rumpf auch die mentale Komponente, eine „nach außen gerichtete, offensive" innere Haltung einzunehmen.

(AS06)	Grundstellung Block
Beine	leicht über schulterbreit parallel; stabiler Körperschwerpunkt; Zehenspitzen zeigen nach vorne
Arme	im Ellenbogengelenk angewinkelt; Fäuste auf Wangen- bis Schläfenhöhe
Oberkörper	aufgerichtet; adäquate Grundspannung der Rumpfmuskulatur
Blickrichtung	geradeaus

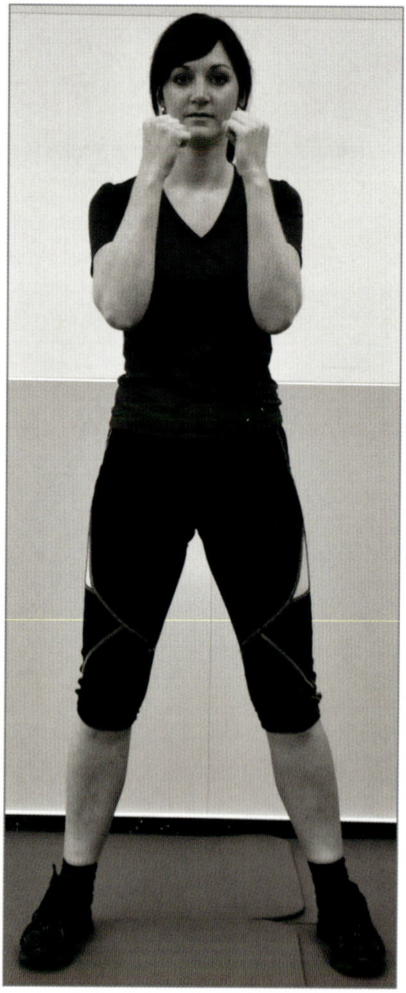

Eine stabile, defensiv ausgelegte ASTE für einige Blockübungen in der Einzel- oder in der Partnerdurchführung.

Schwerpunkte nach ICF hinsichtlich der psychomotorischen Behandlung von psychisch kranken Patienten

Schwerpunkte im Bereich der Körperfunktionen

- Globale mentale Funktionen wie Orientierung, Temperament, Persönlichkeit (b110 – b139)
- Spezifische mentale Funktionen wie Funktionen der Aufmerksamkeit, des Gedächtnisses, der Durchführung komplexer Bewegungshandlungen, der Selbstwahrnehmung etc. (b140 – b189)
- Vestibulärfunktionen (b235)
- Die Propriozeption betreffende Funktionen (b260)
- Funktionen der Gelenke und Knochen wie Funktionen der Gelenkbeweglichkeit, der Gelenkstabilität etc. (b710 – b729)
- Funktionen der Muskelkraft (b730 – b749)
- Funktionen der Bewegung (b750 – b789)

Schwerpunkte im Bereich der Aktivität und Partizipation – Teilhabe

- Lernen und Wissensanwendung (d120 – d199)
- Aufgaben übernehmen (d210)
- Mit Stress und anderen psychischen Anforderungen umgehen (d240)
- Kommunikation (d310 – d349)
- Mobilität (d410 – d469)
- Interpersonelle Interaktionen und Beziehungen (d710 – d770)

A

PRAXIS - SCHWERPUNKT

Aufwärmen - Aktivieren

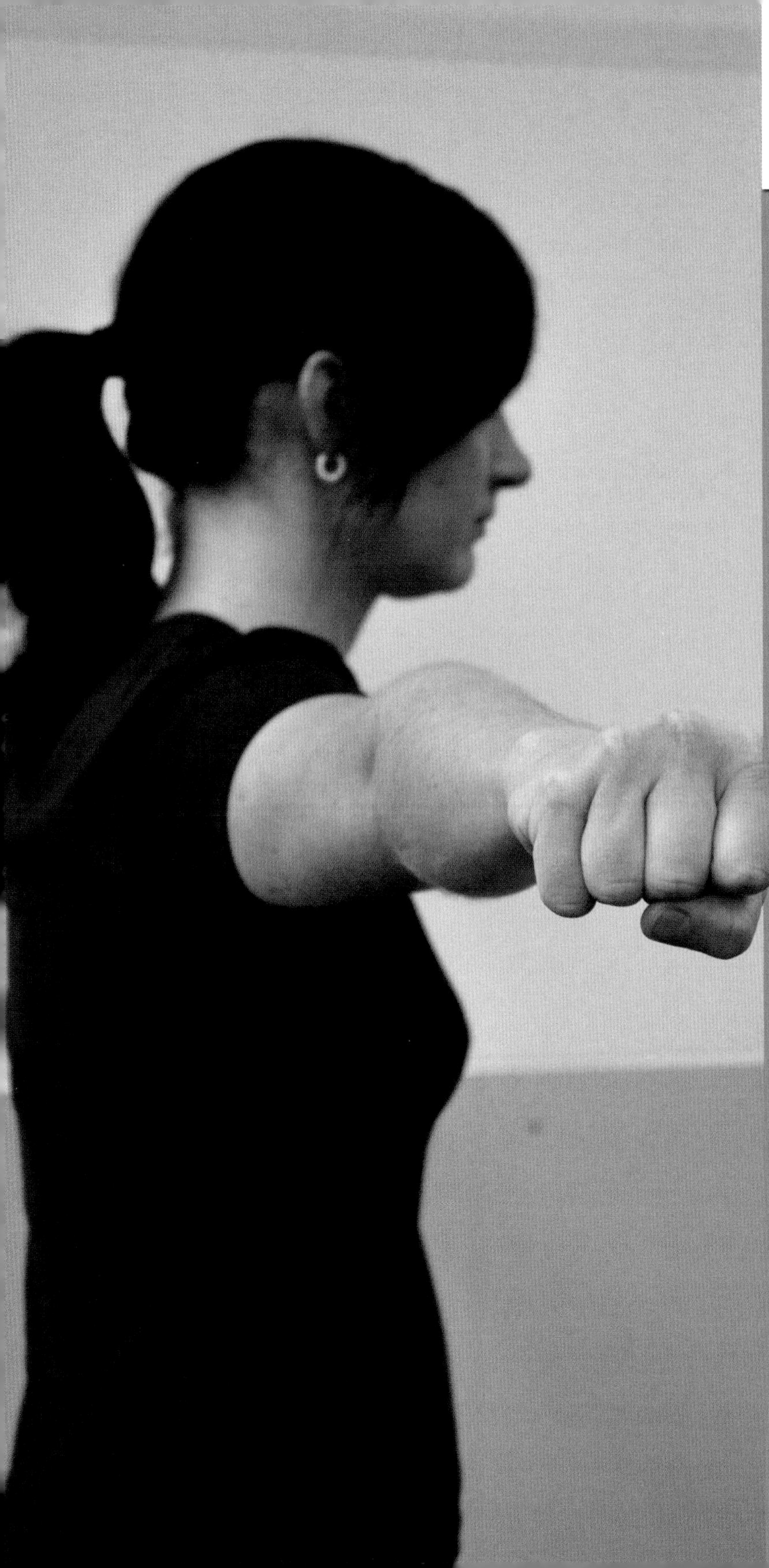

Was ist Aufwärmen und warum ist es wichtig?

Das Aufwärmen bringt den Körper „auf Betriebstemperatur". Die Kreislaufaktivität wird adäquat gesteigert und die Muskeln werden besser durchblutet. Durch ein passendes Aufwärmprogramm wird der Körper systematisch auf eine Phase mit höherem Belastungsniveau vorbereitet. Das Aufwärmen erfolgt durch lockere Ausdauerbelastungen wie beispielsweise Gehen auf der Stelle, leichten Kniebeugen oder Seilspringen. Je mehr Muskelgruppen durch das Aufwärmen angesprochen und aktiviert werden, desto besser. Einer Verletzung durch einen „Kaltstart" des Bewegungsapparates wird so effektiv vorgebeugt. Nach einer Aufwärmphase von ca. zehn Minuten bei einer Herzfrequenz zwischen 120 bis 135 Schlägen pro Minute ist die Muskulatur ausreichend temperiert.

A1 – Gehen auf der Stelle

⏱	2 – 3 Minuten
ASTE	AS01 – Hüftbreiter Stand
Ablauf	„Gehen“: Wechselweises, sorgfältiges Abrollen der Fußsohlen von der Ferse bis zur Zehenspitze. Im weiteren Verlauf leichtes Anheben der Knie, ohne dabei die Sohlen vom Boden zu lösen, Arme schwingen locker mit.
Variationen	▪ Zunehmender Armschwung. ▪ Kolbenartiges Stoßen der Arme nach vorn (Bild 3). ▪ Tempo erhöhen und stärkeres Anheben der Knie und damit leichtes Lösen der Füße/Sohlen vom Boden.

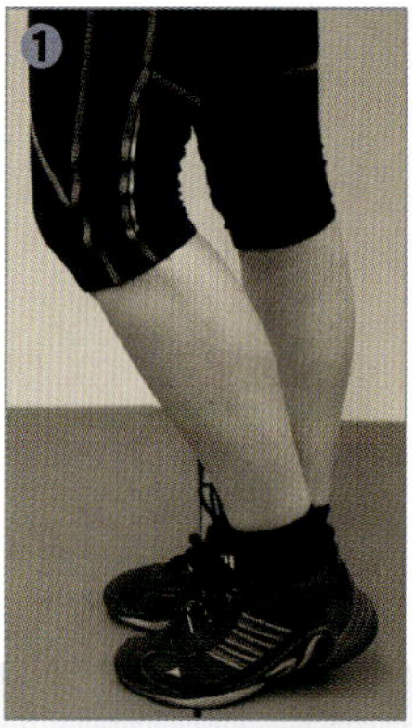

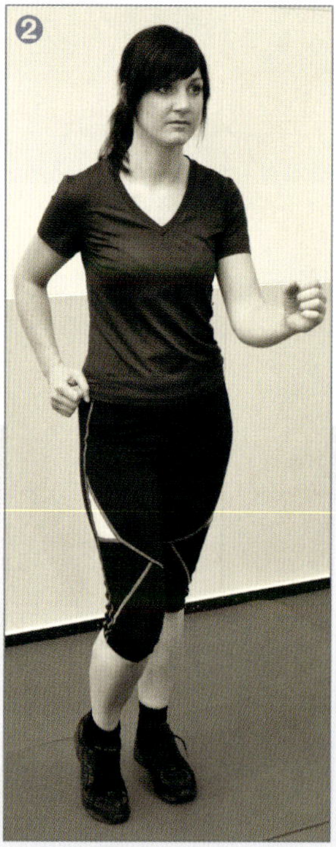

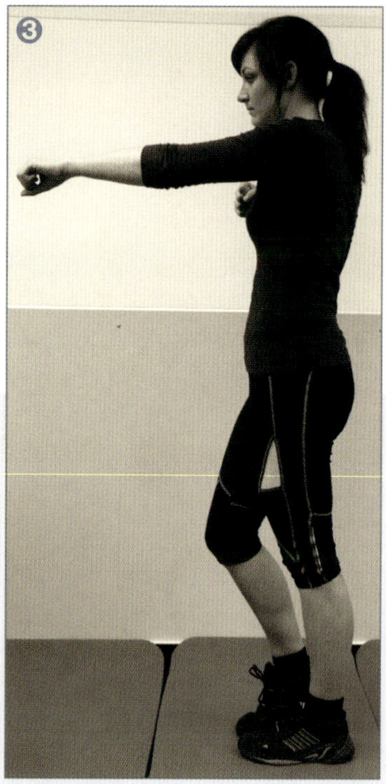

Empfehlung aus der Praxis

Eine Übung, die auf den ersten Blick leicht aussieht, aber bereits ein nicht zu unterschätzendes Repertoire an Körperwahrnehmung und Koordinationsvermögen erfordert. Daher hat es sich als sinnvoll erwiesen, die Schwerpunkte (Sohlen, Knie, Armschwung) nacheinander (nicht unbedingt innerhalb einer Einheit) einzuführen, um den Übenden nicht zu überfordern!

A2 – Tip-Toe basic

⏲	30 Sekunden – 1 Minute
ASTE	AS03 – Hüftstütz
Ablauf	Rhythmisches, wechselweises Verlagern des Gewichtes auf das linke bzw. rechte Bein. Dabei Auftippen der Zehen des gestreckten Beines.
Variationen	■ Stärkere Spreizung der Beine. ■ Erhöhung der Frequenz. ■ Mitbewegen der Arme (Flügelschlagen; Bilder 3 + 4).

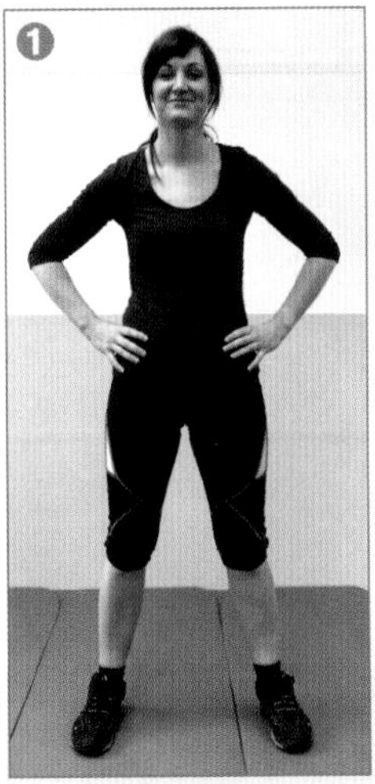
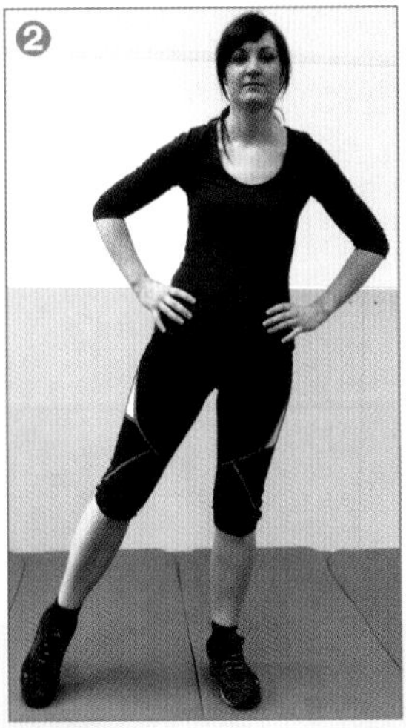
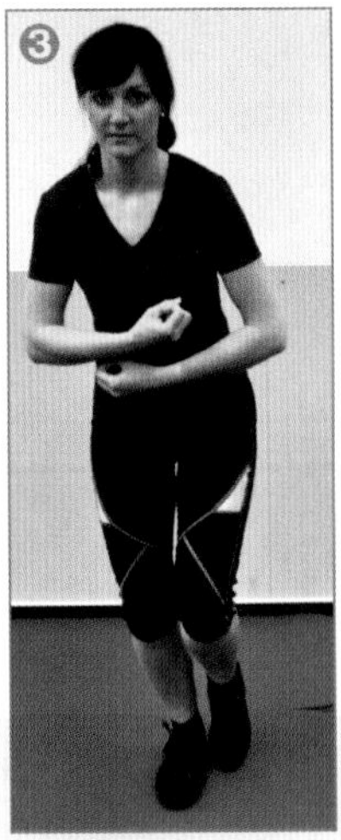
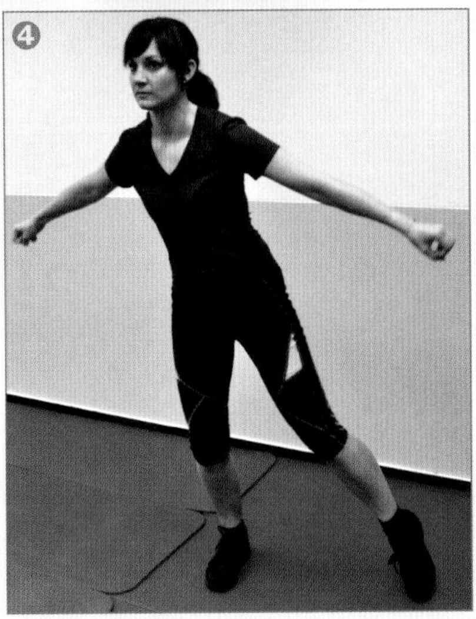

Empfehlung aus der Praxis
Eine Übung, die in der Basisversion vor allem die Beine kräftigt und ein funktionierendes Gleichgewichtsgefühl erfordert!

A3 – Tip-Toe pro

⏲	20 – 30 Sekunden	
ASTE	**Beine**	etwas über hüftbreit; Zehenspitzen leicht nach außen zeigend
	Arme	im Seitstütz (Leistenhöhe – Oberschenkel)
	Oberkörper	gerade aufgerichtet
	Blickrichtung	geradeaus
Ablauf	Gleichmäßig wechselndes Aufstellen der Füße vom Sohlenstand auf die Zehenspitzen.	
Variationen	▪ Frequenz erhöhen. ▪ Zehenstand kurz halten. ▪ Zehenstand mit beiden Füßen gleichzeitig.	

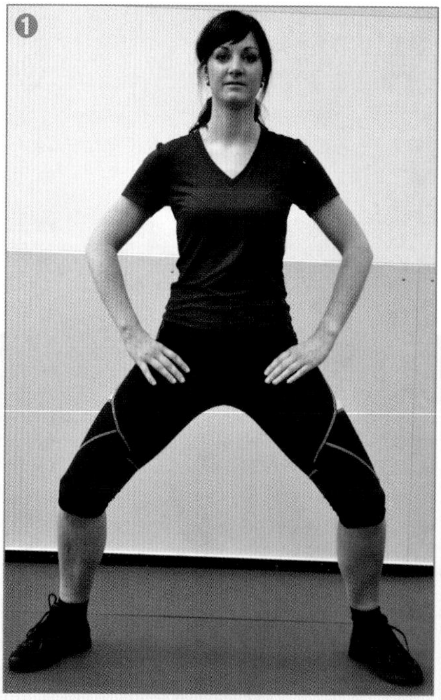

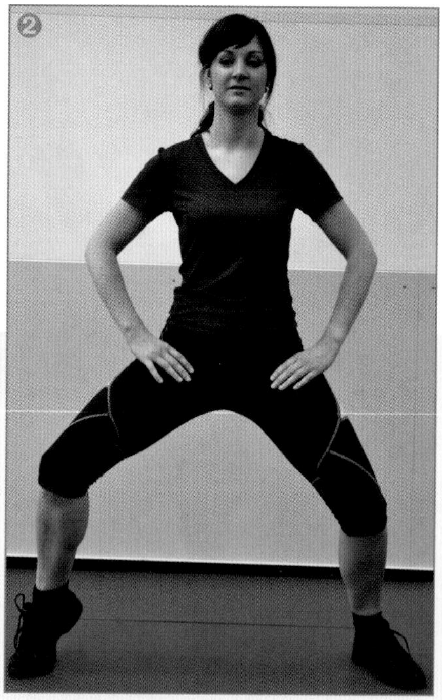

Empfehlung aus der Praxis

Eine anstrengende Übung, die zur Aktivierung der gesamten Beinmuskulatur geeignet ist und die vom Übenden ein hohes Maß an Gleichgewichtsfähigkeit erfordert. Kann zu Beginn nur belastbaren und geübten Klienten zugemutet werden!

A4 – Rope Skipping

⏱	30 Sekunden – 1 Minute	
ASTE	**Beine**	gestreckt; locker geschlossen
	Arme	angebeugt; Hände in „Griffhaltung" (imaginäres Seil)
	Oberkörper	gerade aufgerichtet
	Blickrichtung	geradeaus
Ablauf	„Seilhüpfen": Lockeres Abspringen mit beiden Beinen. Koordinierte Kreisbewegungen beider Arme vorwärts, während der Rumpf aufgerichtet bleibt.	
Variationen	▪ Erhöhung der Frequenz. ▪ Kreisbewegungen der Arme rückwärts oder im Wechsel.	

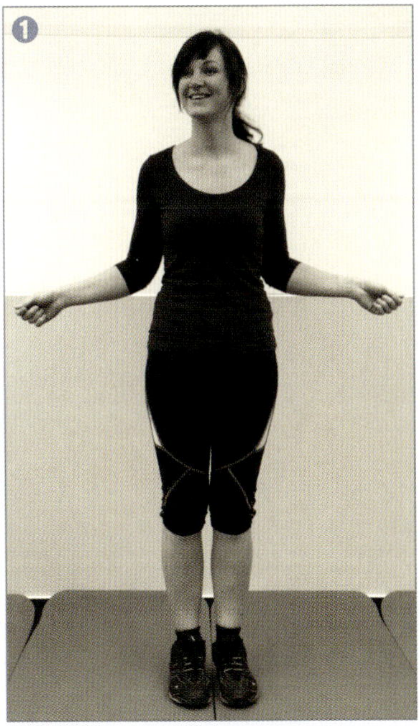

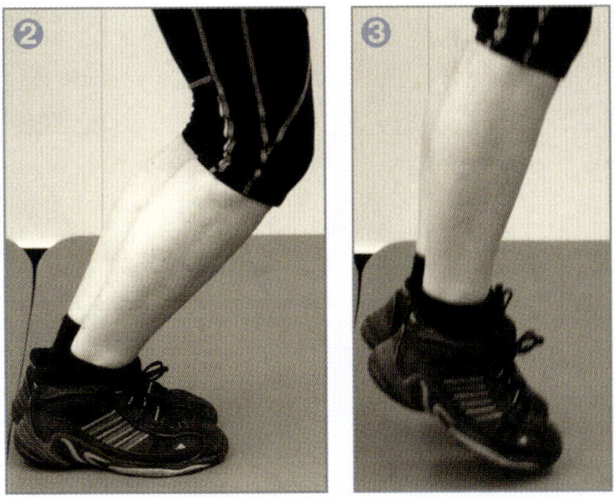

Empfehlung aus der Praxis

Besonderes Augenmerk auf die Rumpfstabilität legen! Der Teilnehmer sollte in der Lage sein, den Rumpf während der gesamten Übung aufrecht zu halten. Bei ungeübten Teilnehmern ist es sinnvoll, den Übungsablauf in zeitlich kürzere Intervalle aufzuteilen (z.B. statt 1 Minute, besser 3 x 20 Sekunden mit Pausen)!

A5 – Aktives T

⏲	20 – 30 Sekunden	
ASTE	**Beine**	schulterbreit
	Arme	seitlich gestreckt (T-Position)
	Oberkörper	gerade aufgerichtet
	Blickrichtung	geradeaus
Ablauf	Aus dem Faustschluss heraus, wiederholtes, kraftvolles Spreizen und lockeres Schließen der Finger.	
Variationen	▪ Wechselnder Faustschluss/Spreizen (links/rechts). ▪ Erhöhung der Frequenz/Dauer.	

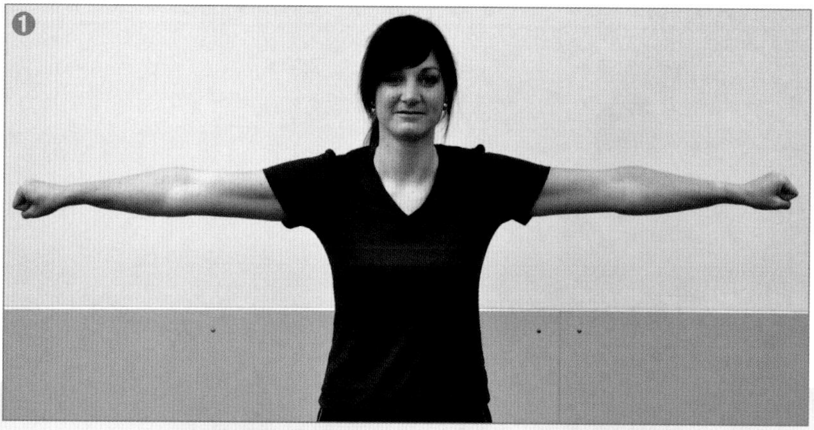

Empfehlung aus der Praxis

Eine im Hinblick auf Kraft und Ausdauer nicht zu unterschätzende Übung. Wichtig: Rumpfstabilität und mögliche Ausweichbewegungen bzw. Kompensationen (vor allem im Bereich der Schulterpartie) beachten!

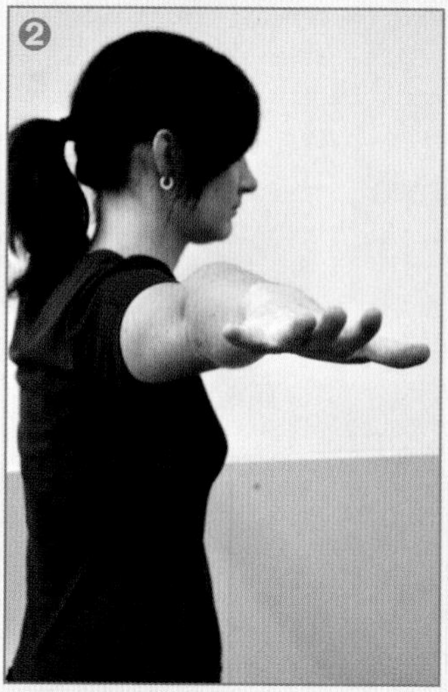

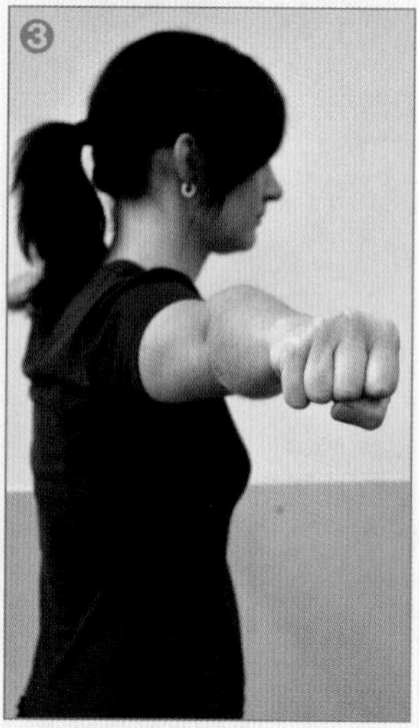

A6 – Tiefe Hocke aus dem breiten Stand heraus

⏱	20 – 30 Sekunden; Fortgeschrittene maximal 1 Minute	
ASTE	**Beine**	etwas über hüftbreit; Zehenspitzen leicht nach außen zeigend
	Arme	auf die Hüfte gestützt
	Oberkörper	gerade aufgerichtet
	Blickrichtung	geradeaus
Ablauf	Mit aufgerichtetem Rumpf tief in die Hocke beugen. Das Körpergewicht ist während der gesamten Durchführung immer möglichst gleichmäßig auf beide Füße verteilt.	
Variationen	■ Mit seitlich ausgestreckten Armen (T-förmig). ■ Mit ausgestreckten Armen nach vorne. ■ Nachwippen in der Hocke.	

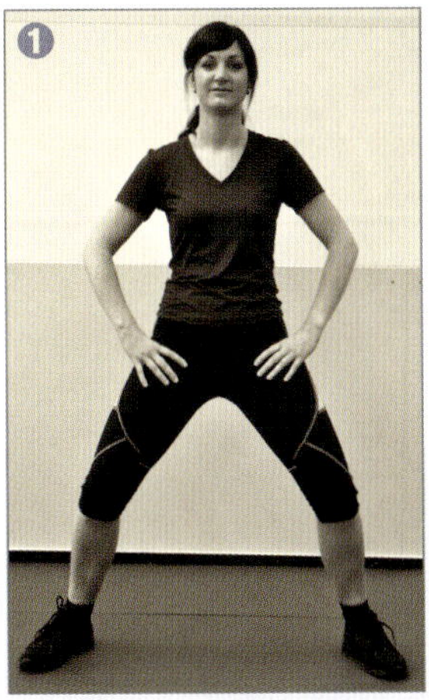

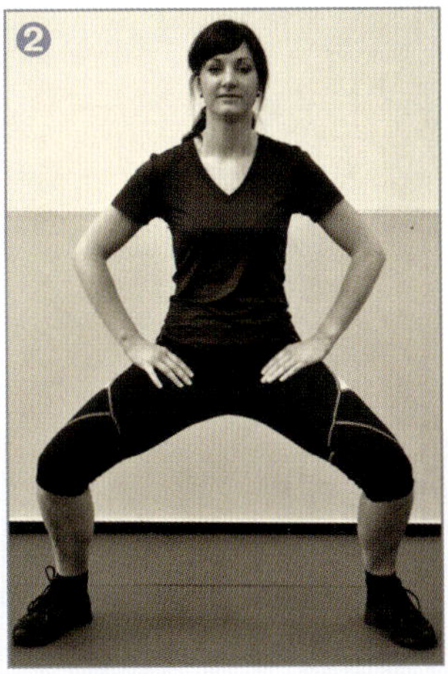

Empfehlung aus der Praxis

Eine Übung, die durchaus spürbar die Oberschenkelmuskulatur anspricht! Das Augenmerk auf einen fließenden, langsamen, harmonischen Bewegungsablauf legen. Zu Beginn der Übung besteht eine geringere Beugung in den Knien. Auf Kontraindikationen in den Kniegelenken achten! Im Rahmen dieser Übung kann der Anleiter gut mit zusätzlichen Punkten wie Gewichtsverlagerung oder Muskelspannung (Oberschenkel) arbeiten. Wahrnehmungsaspekte für den eigenen Körperschwerpunkt und die Stabilität können gut thematisiert werden!

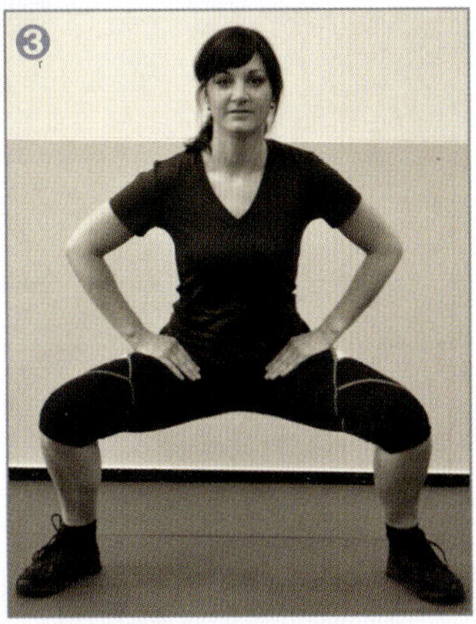

A7 – Cross Boxing

⏱	ca. 10 Ausführungen pro Seite
ASTE	AS06 – Grundstellung Block
Ablauf	*Phase 1:* Der rechte Arm wird mit geballter Faust vor dem Körper nach links unten gestoßen und anschließend in die ASTE zurückgeführt. *Phase 2:* Direkt an Phase 1 anschließend wird der linke Arm ebenso mit geballter Faust nach rechts oben gestoßen. Im Anschluss zurück zur ASTE.
Variationen	▪ Rhythmischer Wechsel von der rechten zur linken Seite.

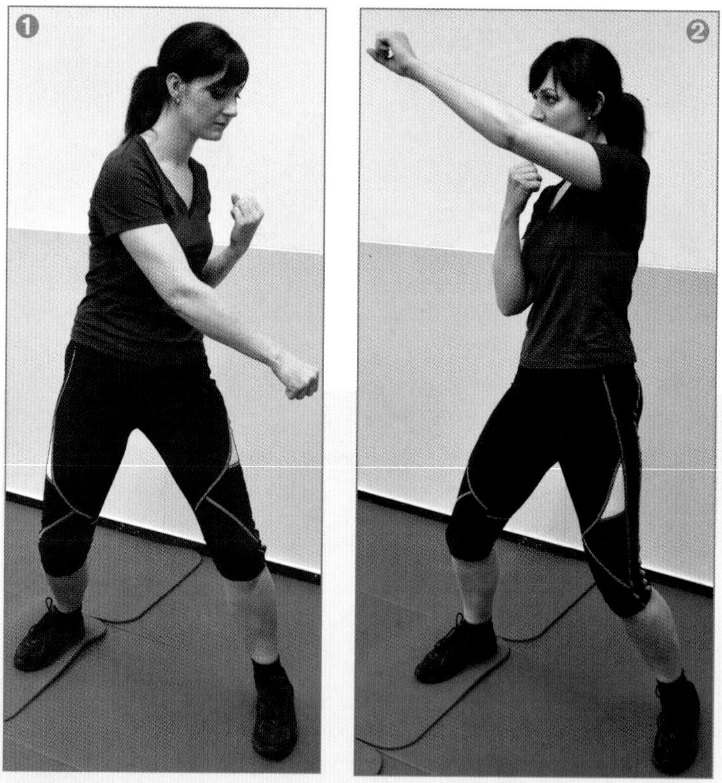

Empfehlung aus der Praxis

Eine gute Vorübung, um die Schulterpartie zu aktivieren und das Gefühl für relativ komplexe koordinative Abläufe der rechten bzw. linken Körperhälfte anzubahnen! Während der Durchführung auf eine gleichmäßige Atmung achten!

A8 – Seitlicher Block

⌚	30 Sekunden pro Seite
ASTE	AS06 – Grundstellung Block
Ablauf	Das Blockbein (bewegtes Bein) wird rasch auf ca. 90° angewinkelt und nach außen rotiert, kurz gehalten und dann wieder abgesetzt. Über die ASTE Wechsel zur anderen Seite hin.
Variationen	■ Erhöhung der Frequenz. ■ Ständiger Wechsel des Blockbeines.

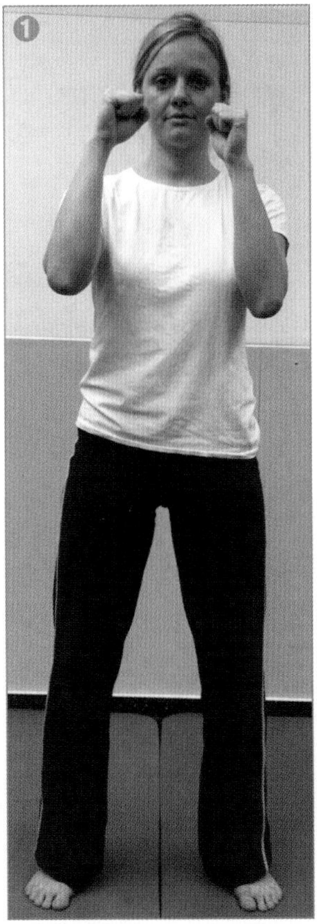

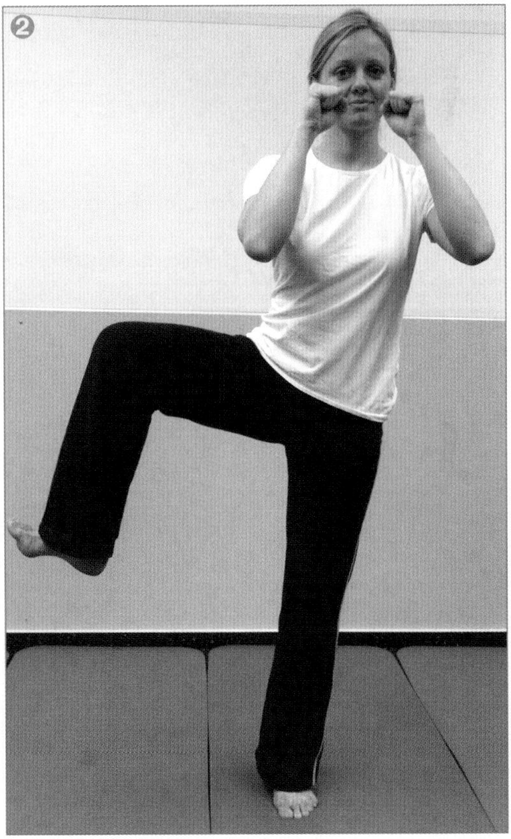

Empfehlung aus der Praxis

Mögliche Vorübung zum seitlichen Kniestoß. Wichtig: Keine seitliche Rumpfbewegung! Die Blickrichtung bleibt geradeaus gerichtet. Auf Kontraindikationen im Hüftgelenk achten!

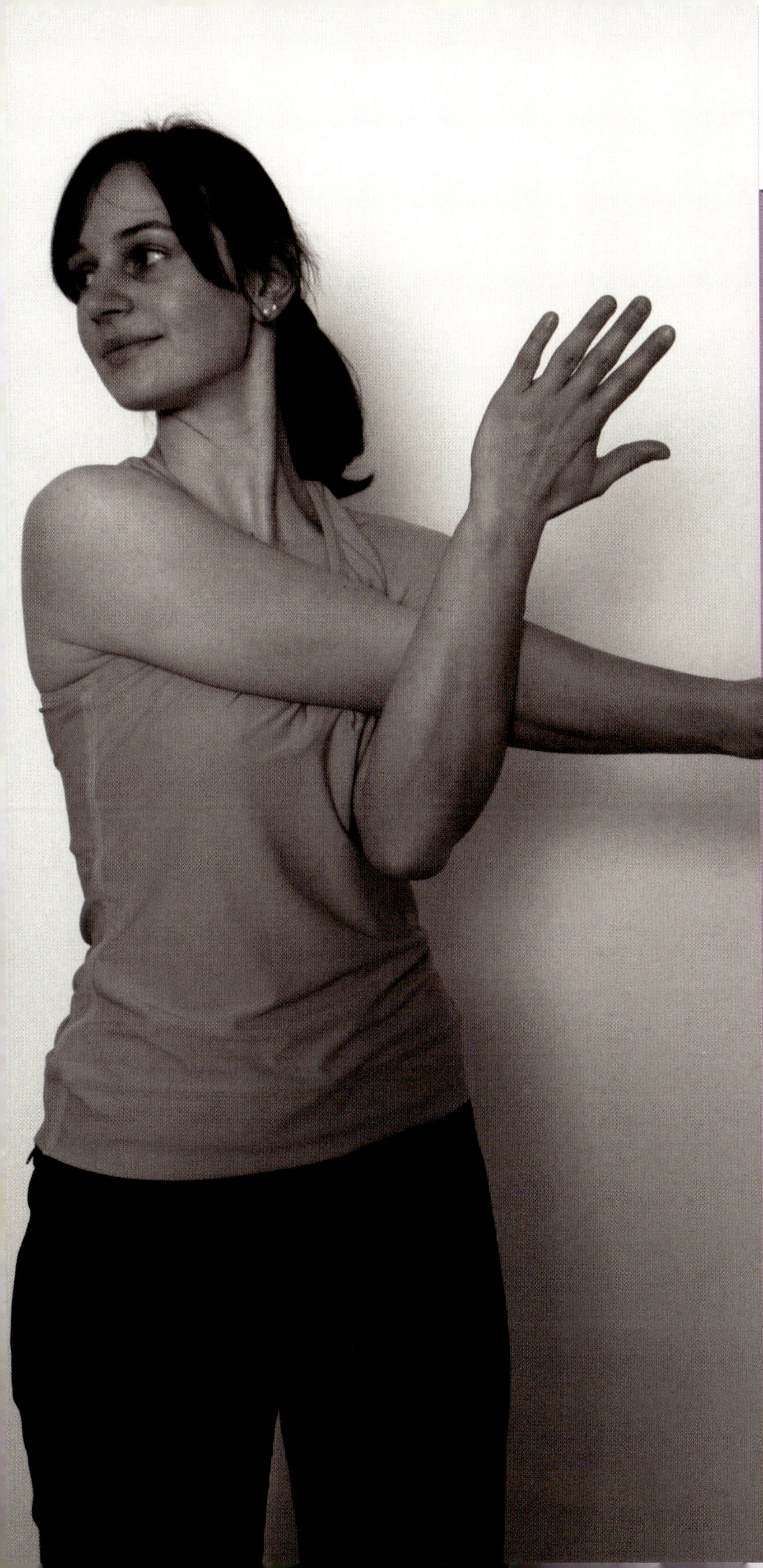

B

PRAXIS - SCHWERPUNKT

Dehnen - Stretching

Dehnen – Stretching

In sportwissenschaftlicher Hinsicht zählt das Dehnen (engl. stretching) nach wie vor zu den umstrittensten und immer wieder kontrovers diskutierten Themen. Während noch vor einigen Jahren das Stretching vor und nach einer sportlichen Belastung seinen festen Platz hatte, zeigen gegenwärtige Studien auf, dass Dehnübungen einen geringeren Effekt erzielen, als langfristig angenommen wurde. In einzelnen Fällen können sie sogar negative Auswirkungen auf die jeweilige Sportart haben [27]. Neueste elektromyografische Untersuchungen belegen sogar, dass es bei einem gedehnten Muskel zu Spannungsveränderungen kommt. Hierdurch wird unter Umständen ein Hypertrophiereiz gesetzt und somit der Muskelaufbau gefördert. Gerade das ist aber beim Dehnen nicht erwünscht, und steht im kompletten Widerspruch zur Zielsetzung von Dehnübungen.

Es ist jedoch Fakt, dass die Dehnfähigkeit ein Hauptbestandteil der Beweglichkeit ist und zu den motorischen Grundeigenschaften gehört. Da die Bänder, Sehnen und das Zellgewebe positiv beeinflusst werden können, macht es aus physiologischer, aber nicht zuletzt auch aus psychologischer Sicht betrachtet durchaus Sinn, sich gezielt vor der Durchführung von psychomotorischen Übungsserien zu dehnen. Absolut wichtig ist es jedoch, darauf zu achten, dass die Dehnübungen erst nach einer ausreichenden Aufwärmphase durchgeführt werden (siehe hierzu Kapitel Aufwärmen/Aktivieren).

Um eindeutige Erkenntnisse gewinnen zu können, müssten anatomische Untersuchungen am freigelegten Muskel durchgeführt werden. Die Sportwissenschaft ist sich zum gegenwärtigen Zeitpunkt jedoch größtenteils sicher, dass bei Dehnübungen nicht der Muskel selbst gedehnt wird, denn der Muskel an sich ist nicht dehnbar. Vielmehr werden die umliegenden Strukturen wie Sehnen, Bänder und das den Muskel umgebende Zellgewebe mechanisch beeinflusst.

Was genau passiert beim Stretching?

Beim Stretching kommt es zu einer „Verlängerung" der Sehnen, Bänder und des umliegenden Gewebes [27]. Hierdurch wird eine anfangs deutlich spürbare Dehnspannung erzeugt, die nach ca. 30 – 45 Sekunden nachlässt. Somit ist es wichtig, beim Stretching die Dehnung über diesen Zeitraum aufrechtzuerhalten. Mehrere Durchgänge einer jeweiligen Übung oder Abfolge können hierbei notwendig sein.

Dehnen vor oder nach einer sportlichen Belastung?

Wird vor einer sportlichen Belastung gedehnt, muss der Bewegungsapparat – wie oben bereits erwähnt – zuvor aufgewärmt werden, unabhängig davon, ob die Belastung ihren Schwerpunkt im Bereich Ausdauer, Kräftigung oder Schnelligkeit hat. Nach einer sportlichen Belastung, besonders nach Kraft- und Ausdauerleistungen, ist ein gezieltes Abwärmprogramm (Cool Down) wie z.B. lockeres Auslaufen oder Auslockern einzelner Muskelgruppen sinnvoller und effektiver als nur Dehnübungen.

Lange galt die Annahme, dass durch Dehnübungen direkt nach dem Sport einem möglichen Muskelkater (Delayed Onset Muscle Soreness; DOMS) vorgebeugt werden kann. Neueste sportwissenschaftliche Untersuchungen belegen jedoch, dass Dehnübungen direkt nach dem Sport einen Muskelkater eher begünstigen, als dass sie ihm vorbeugen [27]. War die Belastung der Teilnehmer beim Sport sehr hoch, was vom jeweiligen Belastungs- bzw. Trainingszustand des Teilnehmers abhängt, so fallen in der Muskulatur Abfallprodukte wie z.B. Laktat an, die durch das Blut abtransportiert werden müssen. Durch statische Dehnübungen direkt nach einer Belastungsphase relativiert sich die Durchblutung und die Abfallprodukte können nur noch unzureichend abtransportiert werden. Somit steigt das Muskelkaterrisiko an.

Welche Arten des Stretchings gibt es?

Sportwissenschaftlich werden beim Stretching statische und dynamische Dehnübungen unterschieden. Auf die Psychomotorik übertragen ist es sinnvoll, eine adäquate Mischung an Dehnübungen zielgerichtet und teilnehmerabhängig anzuwenden.

Statisches Dehnen

Statisches Dehnen steht für konventionelle Dehnübungen. Der jeweilige Muskel, bzw. die jeweilige Muskelgruppe wird für einen bestimmten Zeitraum in die Länge gezogen und diese Muskellänge wird über einen vorgegebenen Zeitraum gehalten. Durch statisches Dehnen vor einer psychomotorischen Übungsserie erhöht sich die Gelenkreichweite, und man ermöglicht somit eine höhere Beweglichkeit. Zudem wird die Verletzungsgefahr herabgesetzt, da ein elastischer Muskel weniger anfällig für Zerrungen ist.

Dynamisches Dehnen

Im Gegensatz zum statischen Dehnen kommt es beim dynamischen Dehnen nicht zu einer dauerhaften Streckung des Muskels, sondern der Muskel und die umliegenden Strukturen werden kontinuierlich in die Länge gezogen und wieder gelockert. Der Fokus liegt hierbei auf der genauen und richtigen Durchführung des Dehnens. Es handelt sich hierbei um kein ruckartiges Strecken, sondern um eine kontrollierte, gezielte und sich wiederholende Bewegung. Bei zu rascher oder zu weiter Längendehnung eines bestimmten Muskels erfolgt eine reflektorische Kontraktion. Die durch das Dehnen gewünschte verbesserte Endposition wird somit erst gar nicht erreicht. Wird die jeweilige dynamische Dehnübung leicht federnd oder wippend ausgeführt, sprechen wir vom ballistischen Dehnen. Beim dynamischen Dehnen wird die inter- und intramuskuläre Koordination geschult und die lokale Durchblutung gefördert. Die neuromuskuläre Steuerung und die hiermit verbundene Schulung komplexer Bewegungen werden durch die sich wiederholenden Bewegungsabfolgen des Dehnens angebahnt.

B1 – Seitneigen

Dehnen der seitlichen Brust- und Rückenmuskulatur

⏲	2 – 3 Durchgänge pro Seite
ASTE	AS03 – Hüftstütz
Ablauf	Aus der hüftbreiten Grundstellung heraus wird der Oberkörper um etwa 45° zur Seite geneigt. Eine Hand bleibt im Hüftstütz, während der Arm der kontralateralen Seite lang wird und über den Kopf hinweg gestreckt wird. Wichtig ist es, den Oberkörper in einer Ebene zu halten und ihn nicht nach vorne oder hinten zu verdrehen.
Variationen	▪ Einen Arm nicht im Hüftstütz lassen, sondern Richtung Boden strecken. ▪ Zusätzlich leicht federnd in die Streckbewegung gehen. ▪ Die Hand, die zum Boden geführt wird, hält eine kleine Hantel.

Empfehlung aus der Praxis

Diese Dehnübung möglichst „geschmeidig" ausüben und dabei wahrnehmen, wie weit man individuell seitlich in die Neigung gehen kann. Keine ruckartigen, schnellen Bewegungen durchführen!

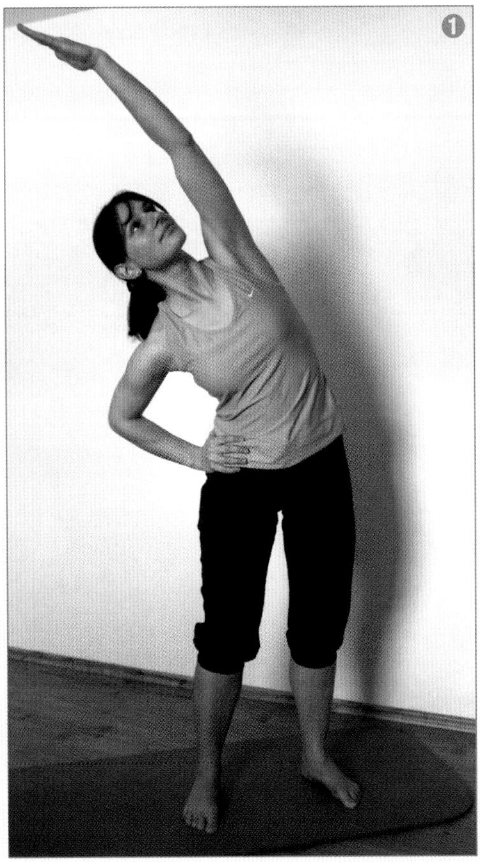

B2 – Handtuchrolle zwischen den Schulterblättern bewegen

Dehnen der Schulter-, Brust- und Armmuskulatur

⏲	10 – 15 Sekunden pro Seite; 2 Durchgänge	
ASTE	**Beine**	hüftbreit; Knie leicht angewinkelt
	Arme	beide Arme sind in den Ellenbogengelenken deutlich abgewinkelt und reichen zwischen die Schulterblätter. Eine Handtuchrolle hilft, die beiden Arme miteinander zu verbinden. Beide Hände umfassen das Handtuch fest.
	Oberkörper	Rücken gerade und aufgerichtet
	Blickrichtung	geradeaus
	Hilfsmittel	Handtuch

Ablauf

Als Erstes wird die oben beschriebene Grundstellung eingenommen und es kommt zu einer Dehnspannung.
Die Handtuchrolle wird nun langsam und konstant auf dem Rücken auf und ab geführt. Hierbei wird ein variierender Dehnimpuls auf die Armstreckmuskulatur und Schultermuskulatur ausgeübt. Im Anschluss Wechsel der Arme und Dehnen der anderen Seite.

Variationen

- Variation der Dehnspannung durch näheres Zusammenführen der Hände an der Handtuchrolle.
- Ohne Handtuchrolle versuchen die Hände direkt zueinander zu führen.
- Ein Theraband anstatt der Handtuchrolle verwenden.

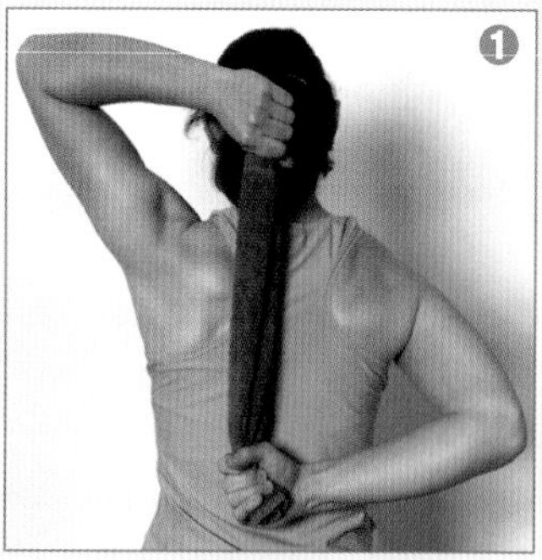

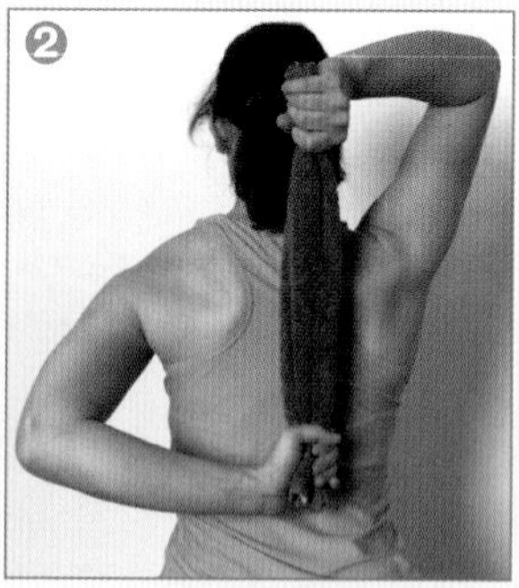

Empfehlung aus der Praxis

In der Regel gelingt es den Teilnehmern immer auf einer Seite besser und auf der anderen etwas schlechter, die beiden Hände auf dem Rücken zueinander zu führen. Die Handtuchrolle „entschärft" hierbei die Übung und bietet dennoch den Raum für Varianz. Auf Kontraindikationen wie z.B. Arthroseerscheinungen im Schultergelenk achten!

B3 – Angewinkelten Arm hinter dem Kopf nach unten ziehen

Dehnen der hinteren Oberarmmuskulatur sowie der Schulter- und oberen Rückenmuskulatur

⏱ ca. 10 Sekunden pro Seite; 2 Durchgänge

ASTE	**Beine**	hüftbreit; Knie leicht angewinkelt
	Arme	der rechte Ellenbogen weist nach oben, während der rechte Unterarm hinter dem Kopf nach unten hängt. Die linke Hand wird auf den rechen Ellenbogen gelegt.
	Oberkörper	Rücken gerade und aufgerichtet
	Blickrichtung	geradeaus

Ablauf Aus der oben beschriebenen ASTE heraus wird mit der linken Hand Druck auf den rechten Ellenbogen ausgeübt. Dann zieht man den rechten Arm gerade nach hinten unten, bis eine erste Dehnspannung spürbar wird. Diese Spannung wird ca. 10 Sekunden lang gehalten. Im Anschluss langsam in die ASTE zurückbewegen. Seitenwechsel.

Variationen

- In der Endposition etwas länger als 10 Sekunden verweilen, dann den Druck nochmals dezent erhöhen und noch etwas weiter in die Dehnung bewegen, bis eine erneute Dehnsspannung spürbar wird.
- In der Endposition die Faust mehrmals öffnen und schließen.

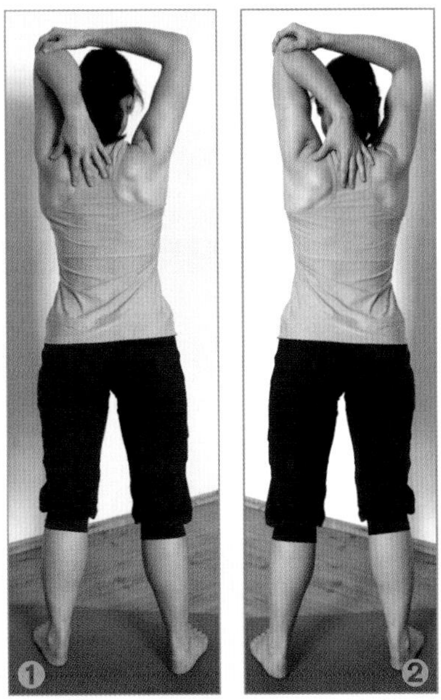

Empfehlung aus der Praxis

Eine Übung, bei der gleichzeitig zahlreiche Muskelgruppen des Oberkörpers angesprochen werden. Um einen adäquaten Dehnreiz zu setzen, ist es wichtig, auf die richtige Haltung des Rumpfes zu achten. Leicht in die Knie gehen, keinen Rundrücken bilden und nicht in eine „Hohlkreuzhaltung" geraten. Vermehrte Kontrolle des Anleiters kann anfangs eine wertvolle Unterstützung für die Teilnehmer sein.

B4 – Arm auf Brustbeinhöhe zur Seite strecken

Dehnen der mittleren und hinteren Schultermuskulatur sowie der hinteren Oberarm- und oberen Rückenmuskulatur

⌚	ca. 10 Sekunden pro Seite; 2 Durchgänge
ASTE	AS01 – Hüftbreiter Stand Knie zusätzlich dezent angewinkelt
Ablauf	Der rechte Arm wird auf Höhe des Sternums zur Seite gestreckt (Fingerspitzen zeigen nach links). Der linke Arm umschließt am Ellenbogengelenk den rechten Arm und zieht diesen zum Brustkorb hin, während der rechte Arm im gestreckten Zustand vom Brustkorb weggestreckt wird. Der Kopf wird vom gestreckten Arm weggestreckt (Blickrichtung nach rechts). Es entsteht eine deutliche Dehnspannung in der rechten Schulter- und Oberarmmuskulatur. Diese Dehnspannung ca. 10 Sekunden lang halten, dann langsames Auflösen der Haltung und Seitenwechsel.

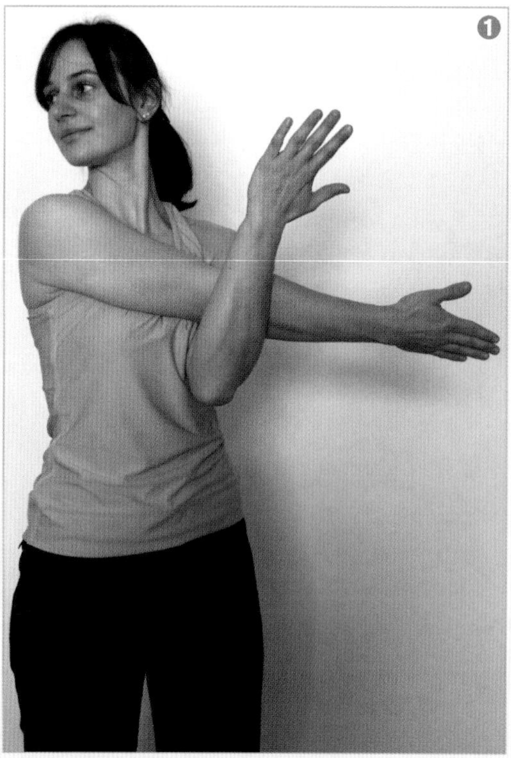

Empfehlung aus der Praxis

Der Fokus liegt neben dem genauen Wahrnehmen der individuellen Dehnspannung auf einem adäquat aufgerichteten Rumpf, der über die gesamten Durchgänge gehalten werden soll!

B5 – Oberarm gegen die Wand lehnen

Dehnen der Armbeuge- und der Brustmuskulatur

⏱	ca. 10 Sekunden pro Seite; 2 Durchgänge	
ASTE	**Beine**	hüftbreit; Beine parallel zur Wandfläche
	Arme	rechten Arm nach hinten gerichtet an die Wand legen, linker Arm hängt locker seitlich nach unten
	Oberkörper	gerade aufgerichtet
	Blickrichtung	geradeaus
Ablauf	Der Oberkörper wird langsam vom gestreckten, an der Wand anliegenden Arm weggedreht, bis in der Oberarm- und vor allem in der Brustmuskulatur (M. pectoralis major) eine deutlich spürbare Dehnspannung entsteht. Der Kopf dreht sich leicht mit. Im Anschluss die Dehnspannung langsam auflösen und die Seite wechseln.	
Variationen	■ Den zweiten Arm, der nicht an der Wand anliegt, zusätzlich zur Seite strecken (ca. 90°) und somit die Dehnspannung auf den kompletten Brustmuskelbereich erweitern; im Anschluss Seitenwechsel.	

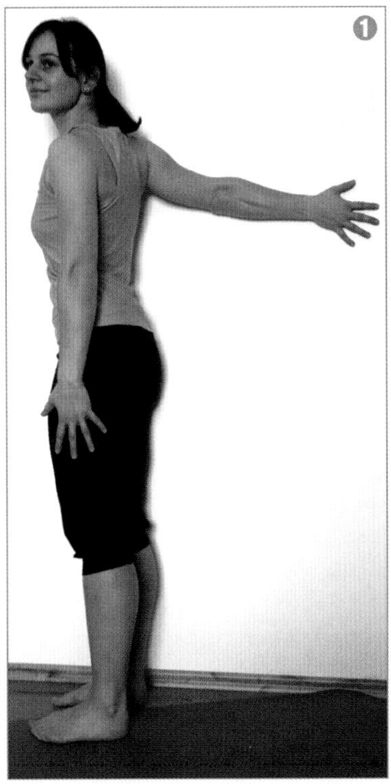

Empfehlung aus der Praxis

Langsam an den Punkt der maximalen Dehnspannung im Brustmuskelbereich herantasten. Auf Kontraindikationen wie z.B. Arthroseerscheinungen im Schultergelenk achten!

B6 – Konvexer und konkaver Rücken

Dehnen der Rücken- und Schultermuskulatur

🕑	15 – 20 Sekunden; 2 x wechseln
ASTE	AS04 – Vierfüßlerstand
Ablauf	Aus dem Vierfüßlerstand heraus verlässt der Rücken die gerade Linie. Beim Ausatmen wird der Oberkörper nach oben „gewölbt" und das Kinn gleichzeitig zum Sternum hingezogen (Blickrichtung nach unten), bis ein angenehmer Dehnreiz spürbar wird („Rücken konvex, wie der Rücken der Hex"). Dehnspannung halten und ruhig weiteratmen. Im Anschluss wandert der Bauch in Richtung Boden („Rücken konkav, wie der Rücken vom Schaf"), während der Kopf und das Kinn nach vorne oben gestreckt werden (Blickrichtung geradeaus). Dehnspannung halten, dann erneuter Wechsel.

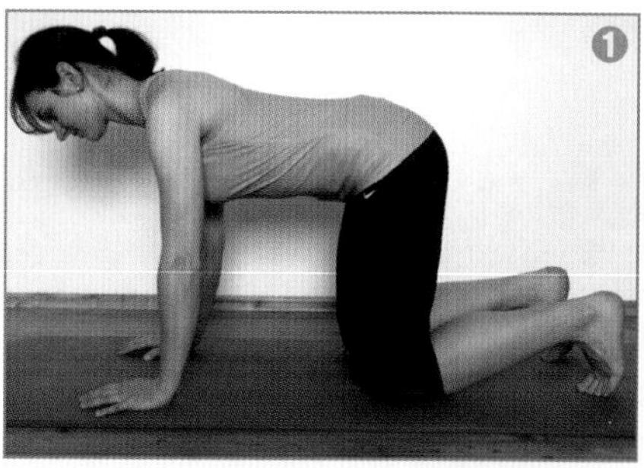

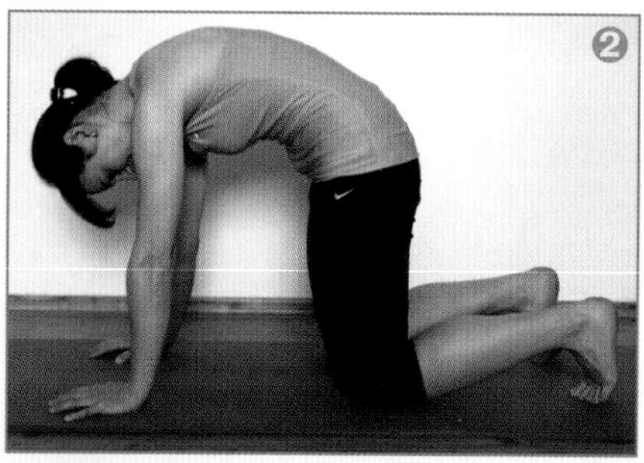

Empfehlung aus der Praxis

Den Wechsel zwischen konvexer und konkaver Rückenhaltung langsam und geschmeidig als fließende Bewegung durchführen. Zudem ist die richtige Atmung für eine effiziente Durchführung von großer Bedeutung. Diese Übung lässt sich am Ende von kombinierten Übungsserien noch einmal gut beim „Cool Down" wiederholen!

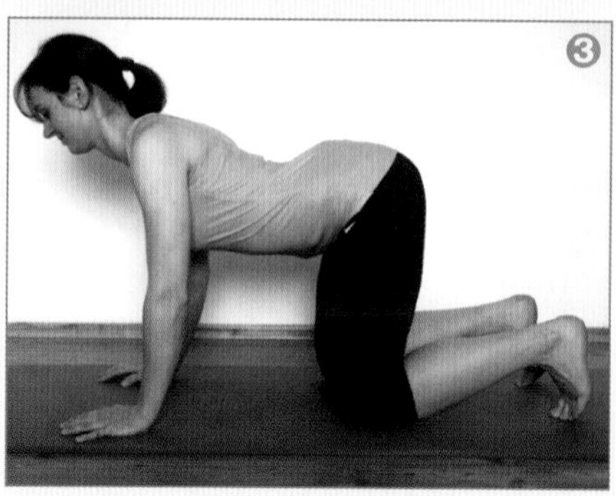

B7 – Lange Wade

Dehnen der Wadenmuskulatur

⌚	10 – 15 Sekunden pro Seite; 2 Durchgänge	
ASTE	**Beine**	hüftbreit; ein Bein im langen Ausfallschritt nach hinten; wichtig: Beide Fußsohlen stehen komplett plan auf dem Boden
	Arme	parallel nach vorne oben gestreckt; Handflächen plan gegen die Wand gedrückt
	Oberkörper	Rücken gerade; Ferse des nach hinten gestellten Beines, Po und Nackenpartie bilden in etwa eine gedachte Linie
	Blickrichtung	geradeaus
Ablauf	Der Schwerpunkt wird zunehmend auf den vorderen Fuß verlagert, indem das vordere Knie weiter gebeugt wird und das Becken nach vorne unten sinkt. Die Ferse des hinteren Beines wird dabei konstant plan auf dem Boden gehalten. Dadurch wird eine zunehmende Dehnspannung in der Wade aufgebaut.	
Variationen	▪ Die Spanne des Ausfallschrittes vergrößern oder die Beugung im vorderen Knie verstärken. ▪ Dehnbewegung leicht federnd ausführen (ballistisches Dehnen). ▪ Als Partnerübung; Handfläche an Handfläche, die Partner stabilisieren sich gegenseitig.	

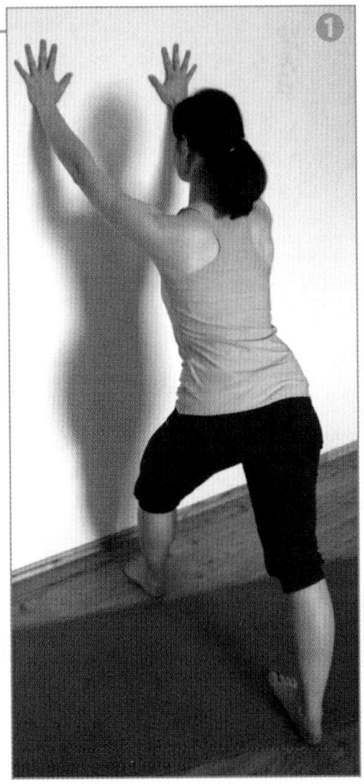

Empfehlung aus der Praxis

Da der Dehnungseffekt bei dieser Übung von bestimmten Faktoren (Fuß-, Becken-, Rückenposition) abhängt, ist es besonders wichtig, auf eine korrekte Grundstellung zu achten!

B8 – Oberkörperdrehung im Sitz

Dehnen der Gesäßmuskulatur sowie der Rücken- und äußeren Oberschenkelmuskulatur

⏱	ca. 10 Sekunden pro Seite; 2 x wechseln
ASTE	Sitz auf dem Boden **Beine** Sitzposition; Knie angewinkelt, aufgestellt; Fußsohlen stehen plan auf dem Boden **Arme** nach hinten gestreckt; stützen den Oberkörper zunächst ab; Handflächen auf dem Boden **Oberkörper** gerade aufgerichtet; durch die Arme abgestützt **Blickrichtung** geradeaus
Ablauf	Aus der stabilen Sitzhaltung heraus wird zunächst das rechte Bein ausgestreckt. Das linke Bein wird angewinkelt über das gestreckte rechte Bein gestellt. Nun rotiert der komplette Oberkörper gegen den Uhrzeigersinn, während der rechte Arm angewinkelt auf Sternumhöhe am Brustkorb anliegt. Das rechte Ellenbogengelenk kann durch Abstützen am rechten Kniegelenk der Rotationsbewegung Nachdruck verleihen. Der Kopf dreht sich mit (Blickrichtung nach hinten zum abstützenden Arm). Nach ca. 10 Sekunden gehaltener Dehnspannung in der Rotation kehrt der Rumpf in die ASTE zurück. Anschließend Seitenwechsel.

❶

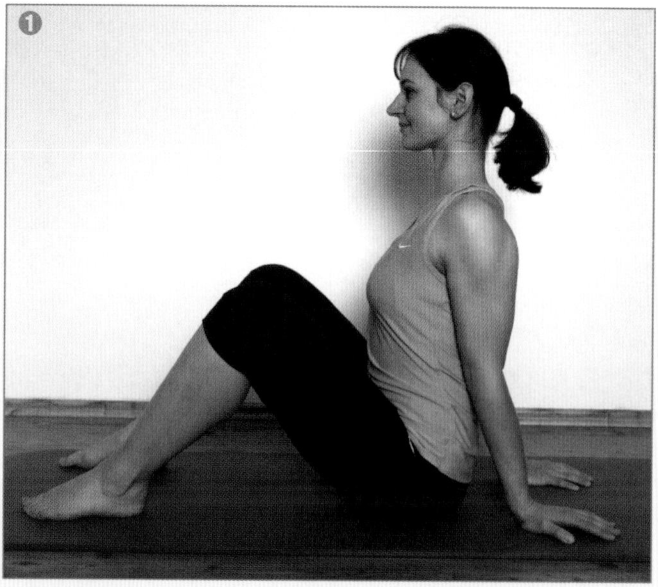

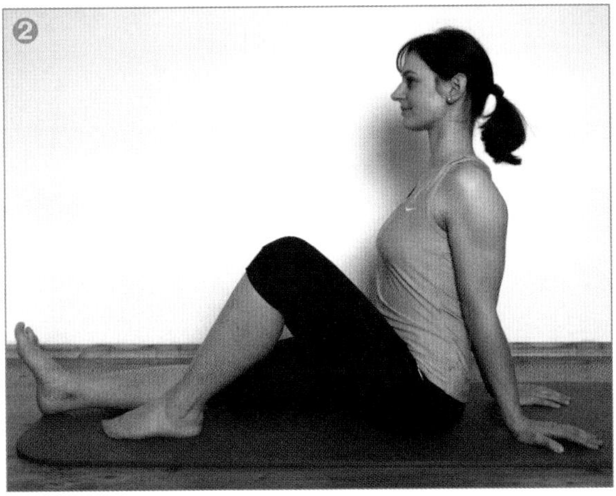

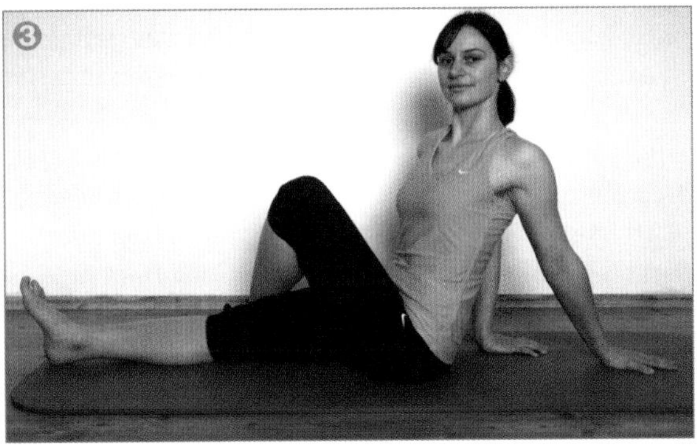

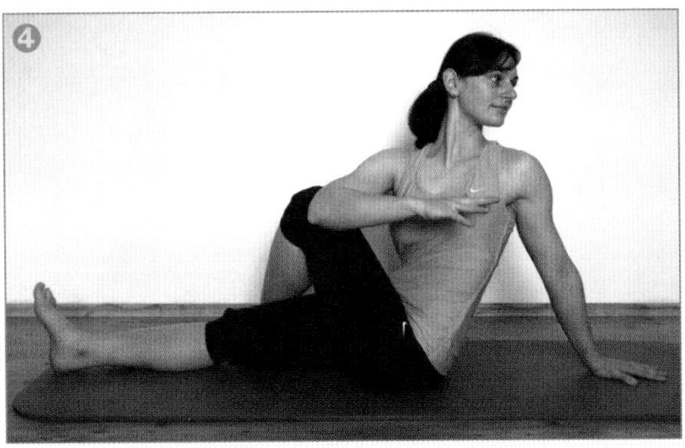

Empfehlung aus der Praxis

Eine Dehnübung, die ein hohes Maß an Körperwahrnehmung erfordert, da sie aus mehreren Bewegungsabläufen besteht, die kombiniert werden müssen. Der Wechsel aus der Sitzposition heraus in die Rotationsbewegung erfordert Übung. Somit ist die Oberkörperdrehung im Sitz nicht unbedingt für Anfänger geeignet!

B9 – Hände im Grätschstand zum Boden führen

Dehnen der hinteren Oberschenkelmuskulatur, der unteren Rücken- sowie der Armstreckmuskulatur

⏱	2 – 3 Durchgänge
ASTE	AS02 – Schulterbreiter Stand evtl. etwas erweitert
Ablauf	Aus der Grundstellung heraus senkt sich der Oberkörper mit gestreckten Armen so lange in Richtung Boden, bis eine deutliche Dehnspannung in den hinteren Oberschenkelmuskeln spürbar wird (Fingerspitzen berühren wenn möglich den Boden). Kopf und Nacken hängen am Ende der Bewegung locker nach unten. Die Dehnspannung für ungefähr 10 Sekunden halten. Im Anschluss Oberkörper langsam in Grundstellung zurückführen. Dort für einige Sekunden ausruhen, dann Übung erneut durchführen.
Variationen	▪ Schrittstellung verbreitern, Handflächen auf dem Boden ablegen (Zehenspitzen zeigen nach außen, Finger sind verschränkt). ▪ Am tiefsten Punkt leicht nachwippen (ballistisches Dehnen). ▪ Handflächen berühren den Boden, während die Fingerspitzen nach vorne zeigen.

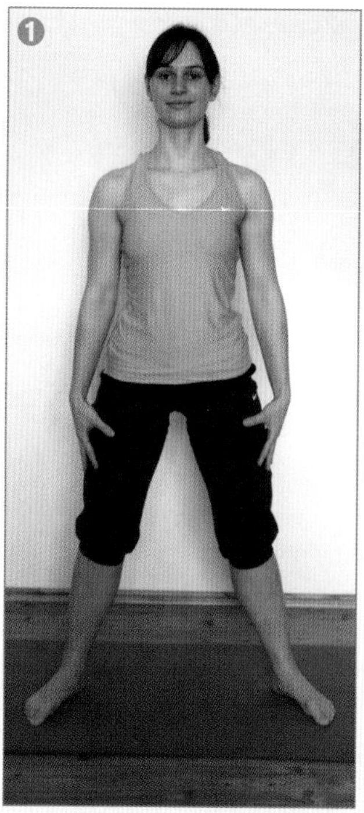

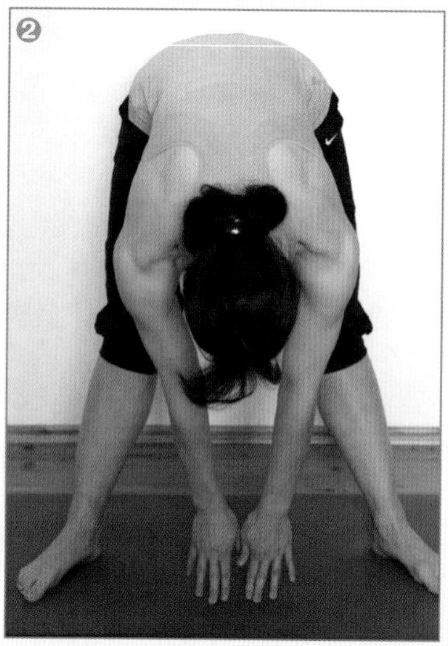

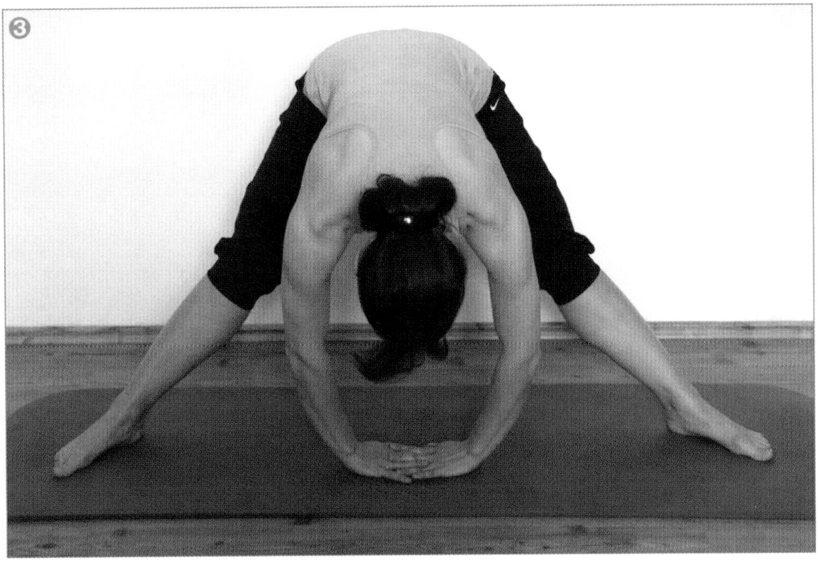

Empfehlung aus der Praxis

Diese Übung erfordert von den Teilnehmern ein gutes Gespür dafür, wo die individuelle Dehnspannung beginnt und bis zu welchem Punkt sie noch gut auszuhalten ist. Bei vielen untrainierten Teilnehmern wird sich bereits bei einem geringen Beugewinkel eine sehr deutliche Dehnspannung einstellen. Hier ist es wichtig, darauf zu achten, dass die eingenommene Dehnhaltung dann nicht ruckartig wieder verlassen wird. Der Anleiter sollte hierbei die Kontrollfunktion übernehmen und den Teilnehmern bei den ersten Versuchen verstärkt zur Seite stehen. Bei ungeübten Teilnehmern anfangs besser mehrere Durchgänge mit geringerem Beugewinkel durchführen! Auf Kontraindikationen wie Arthroseerscheinungen in Knie- und Hüftgelenken oder Bandscheibeninstabilität/-Vorfälle achten!

B10 – Dynamischer Grätschstand

Variante zum intensiveren Dehnen der hinteren Oberschenkelmuskulatur, der unteren Rücken- sowie der Armstreckmuskulatur

⏱	10 – 15 Sekunden; 2 Durchgänge
ASTE	AS02 – Schulterbreiter Stand erweitert (Beine weit auseinander)
Ablauf	Aus der Grundstellung heraus senkt sich der Oberkörper mit gestreckten Armen so lange nach vorne unten, bis die Fingerspitzen den Boden berühren (Mittelposition). Beide Hände werden mit gestreckten Armen nun zuerst neben den linken Fuß, dann zurück über die Mittelposition hin zum rechten Fuß gesetzt, usw. Durch leichtes Nachwippen wird versucht, in jeder Position mit den Fingerspitzen den Boden zu erreichen. Der Rumpf bewegt sich in einer fließenden Bewegung dynamisch von einer Seite zur anderen mit.

❶
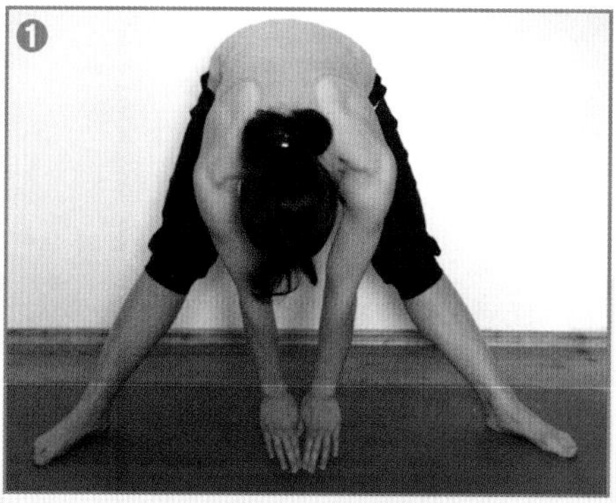

❷
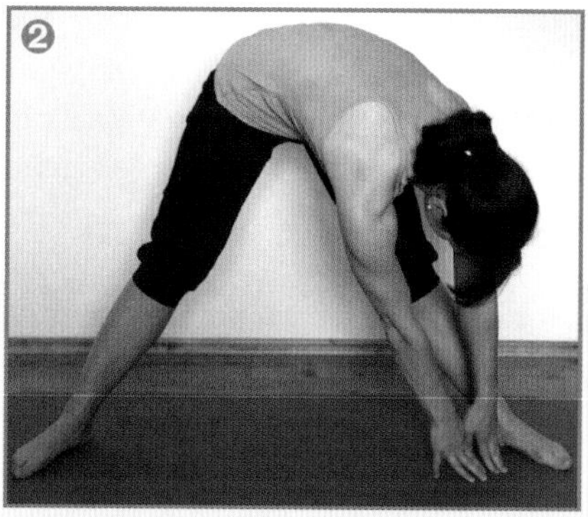

❸
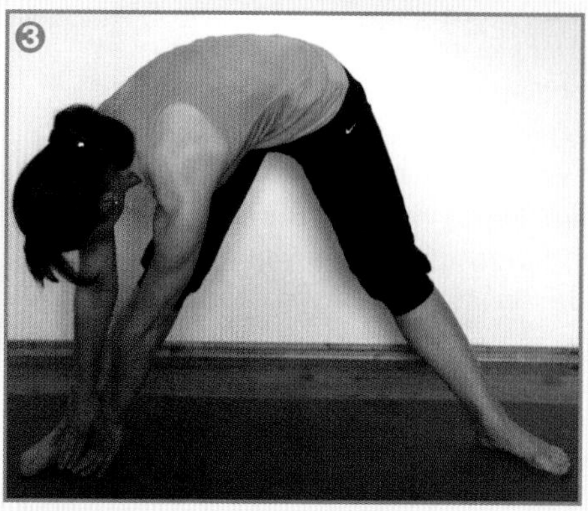

Empfehlung aus der Praxis

Diese Übung bietet eine gute, dynamische Erweiterung zur Übung B09. Der Schwierigkeitsgrad, d.h. die Stärke der Dehnspannung in der hinteren Oberschenkelmuskulatur, und ihre Regulierung können über die gewählte Breite des Grätschstandes festgelegt werden. Wichtig ist eine ruhige Atemfrequenz während der gesamten Durchführung! Achtung Kontraindikationen beachten (siehe B09)!

B11 – Fingerspitzen dynamisch zum Boden führen

Dehnen der hinteren Oberschenkelmuskulatur; Förderung der Rumpfrotation; Dehnen- und Aktivieren der Armstreck- und Schultermuskulatur

⌚	30 Sekunden; 2 Durchgänge, dazwischen kurze Pause
ASTE	AS02 – Schulterbreiter Stand erweitert (Beine weit auseinander)
Ablauf	Der rechte Arm wird im gestreckten Zustand in zügiger Bewegung zum linken Fuß hingeführt (Fingerspitzen berühren kurz den Boden). Zeitgleich wird der linke Arm über den Kopf hinweg nach hinten oben gestreckt. Der Kopf dreht sich mit. Blickrichtung zum linken Arm nach oben. Aus dieser Position heraus wird der gleiche Ablauf zur anderen Seite hin ausgeführt. Es soll eine dynamische Bewegungsabfolge entstehen. Ausgeatmet wird immer dann, wenn die Fingerspitzen einer Hand den Boden berühren.

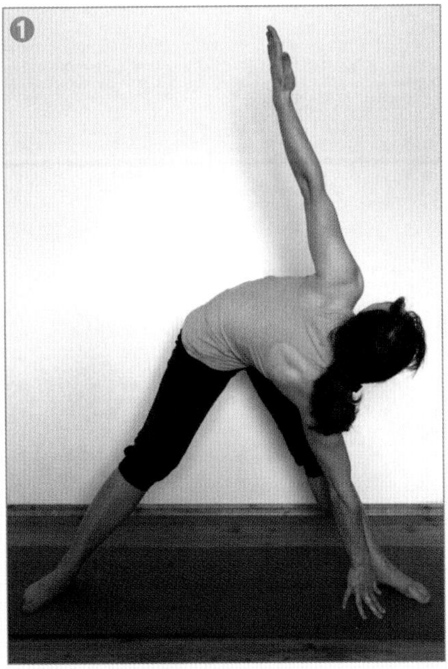

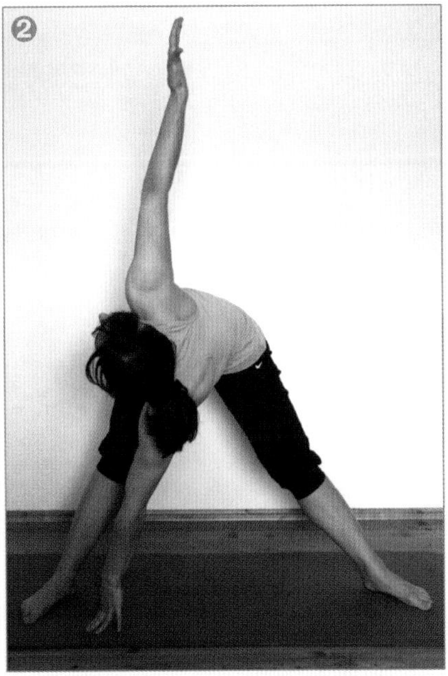

Empfehlung aus der Praxis

Diese Übung erfordert ein gewisses Maß an „Rhythmusgefühl" und Koordination, um ein fließendes Bewegungsbild entstehen zu lassen. Daher ist sie nicht unbedingt für Anfänger geeignet. Die richtige Atmung spielt bei dieser Übung eine wichtige Rolle! Auf Kontraindikationen wie Arthroseerscheinungen in Knie- und Hüftgelenken oder Bandscheibeninstabilität/-Vorfälle achten!

B12 – Ausfallschritt zur Seite im Wechsel

Dehnen der Oberschenkelinnenseite (Adduktoren)

⏱	ca. 10 Sekunden pro Seite; 2 Durchgänge
ASTE	AS03 – Hüftstütz
Ablauf	Aus der Grundstellung heraus wird das rechte Bein in einen seitlichen Ausfallschritt bewegt. Dabei wird das rechte Bein im Knie zunehmend gebeugt, während das linke Bein seitlich nach außen geschoben wird, bis eine deutlich spürbare Dehnspannung an der rechten Oberschenkelinnenseite zu spüren ist. Der Oberkörper bleibt während der Durchführung konstant aufrecht, die Hände bleiben im Hüftstütz. Aus der Endposition heraus Spannung auflösen, zurück in die ASTE und Seitenwechsel.
Variationen	▪ Beide Hände werden während der Durchführung auf den Oberschenkel des angewinkelten Beines gelegt. Der Oberkörper wird dezent zur Seite geneigt. Dadurch wird die Übung etwas vereinfacht. ▪ In der Endposition dezent nachfedern (ballistisches Dehnen).

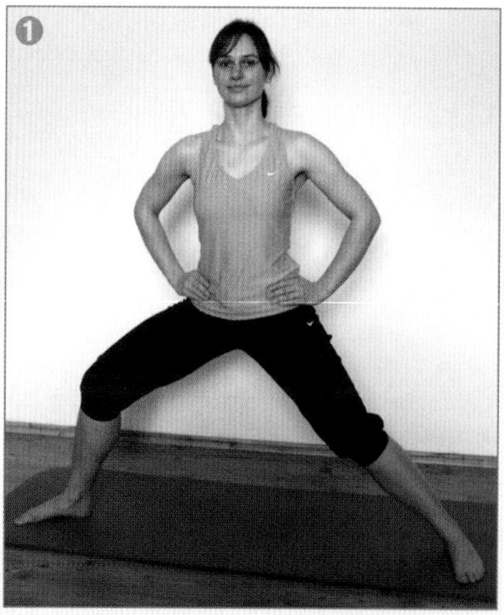

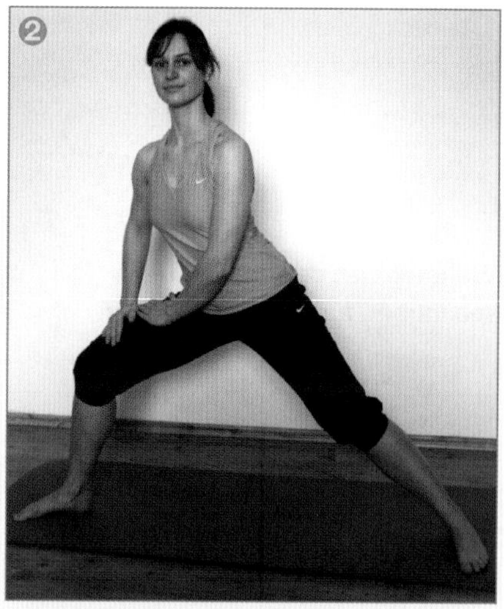

Empfehlung aus der Praxis

Die Bewegung in den seitlichen Ausfallschritt langsam und möglichst geschmeidig ausführen! Auch bei der Rückführung in die ASTE keine ruckartigen Bewegungen durchführen. Zudem liegt der Fokus auf einer adäquaten Haltung des Oberkörpers über die gesamten Übungsabfolgen hinweg! Auf Kontraindikationen wie Arthroseerscheinungen in Knie- und Hüftgelenken achten!

B13 – In Rückenlage ein Bein gebeugt über das andere legen

Dehnen der Gesäßmuskulatur sowie der äußeren Oberschenkel- und Rückenmuskulatur

⏱	2 Durchgänge pro Seite
ASTE	Rückenlage **Beine** parallel zueinander abgelegt **Arme** gerade nach hinten ausgestreckt; Handflächen zeigen zur Decke **Oberkörper** plan auf der Unterlage liegend **Blickrichtung** zur Decke hin
Ablauf	Aus der Rückenlage heraus wird das rechte Bein bis auf ca. 90° angewinkelt. Die linke Handfläche wird auf die Außenseite des rechten Oberschenkels gelegt. Das angewinkelte Bein wird über das ausgestreckte linke Bein bewegt (mit Zug in Richtung Unterlage). Die Zehenspitzen des ausgestreckten Beines werden angezogen. Dadurch entsteht eine Dehnspannung, die vor allem in der großen Gesäßmuskulatur des rechten Beines spürbar wird. Diese Spannung ca. 15 – 20 Sekunden halten. Danach langsames Auflösen der Haltung und über die ASTE hin zum Seitenwechsel.

Empfehlung aus der Praxis

Wiederum ist das individuelle Wahrnehmen der eigenen Dehnspannung für die Teilnehmer sehr wichtig. Je nach Anatomie und Konstitution entsteht der Dehnreiz früher oder etwas später, schwächer oder viel stärker. Hierbei den effizientesten Punkt zu finden und diesen auszubauen, um das Bewegungsausmaß zu steigern, erfordert etwas Übung. Der Anleiter muss daher die Kontroll- und Hilfsfunktion übernehmen. Auf Kontraindikationen wie Arthroseerscheinungen in Knie- und Hüftgelenken achten!

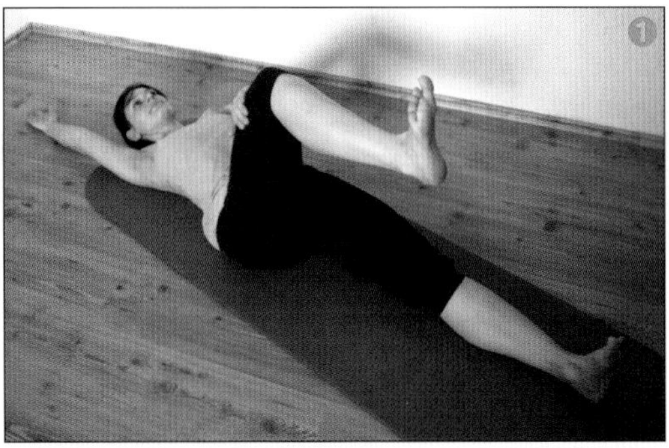

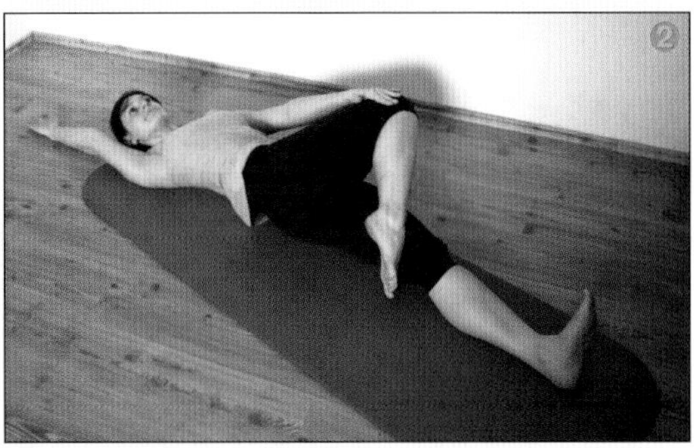

B14 – Tiefe Beuge

Dehnen der Hüftbeugemuskulatur

⌚	ca. 10 Sekunden pro Seite; 2 Durchgänge	
ASTE	**Beine**	langer Ausfallschritt; linkes Knie wird auf die Unterlage abgesenkt. Die Zehen des linken Fußes sind aufgestellt. Das vordere rechte Bein wird so gestellt, dass das Knie nicht über die Fußspitze hinweg ragt.
	Arme	beide Arme liegen verschränkt auf dem Oberschenkel des rechten Beines
	Oberkörper	aufgerichtet; Po und Schulterblätter bilden in etwa eine Linie (gerader Rücken)
	Blickrichtung	geradeaus
Ablauf	Das Becken wird aus der eingenommenen Ausgangsstellung heraus zunehmend nach vorne unten geschoben, so lange, bis eine Dehnspannung zu spüren ist. Durch die abgelegten Arme auf dem Schenkel wird das Gleichgewicht gehalten. Der Rücken bleibt während der Durchführung gerade. Becken und Schultergürtel stehen in einer Linie zueinander. In der Endposition die Dehnspannung ca. 10 Sekunden lang halten, dann zurück in die ASTE und die Seite wechseln.	

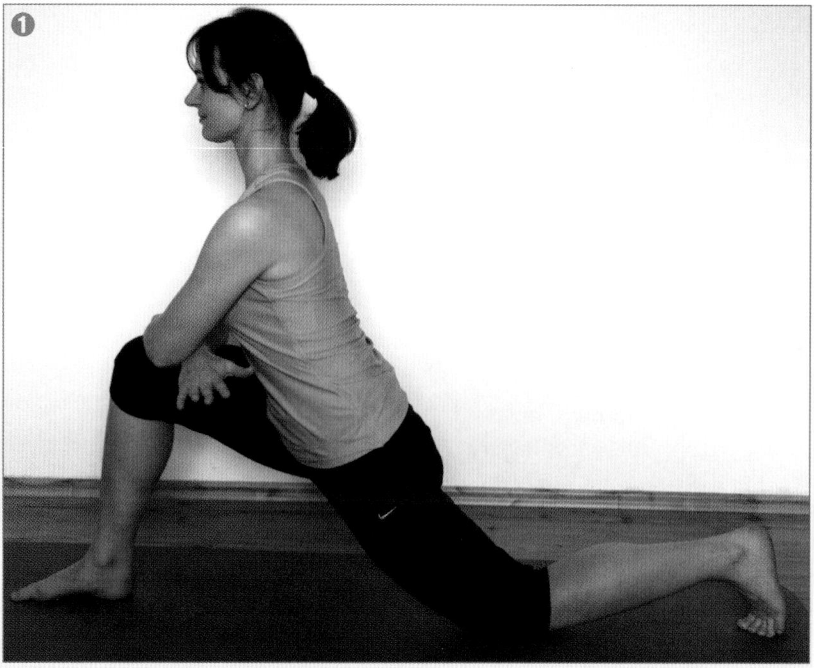

Variationen

- In der Beugeposition den Oberkörper weiter nach vorne unten neigen und die gespreizten Fingerspitzen beider Hände seitlich neben das angewinkelte Bein stellen.

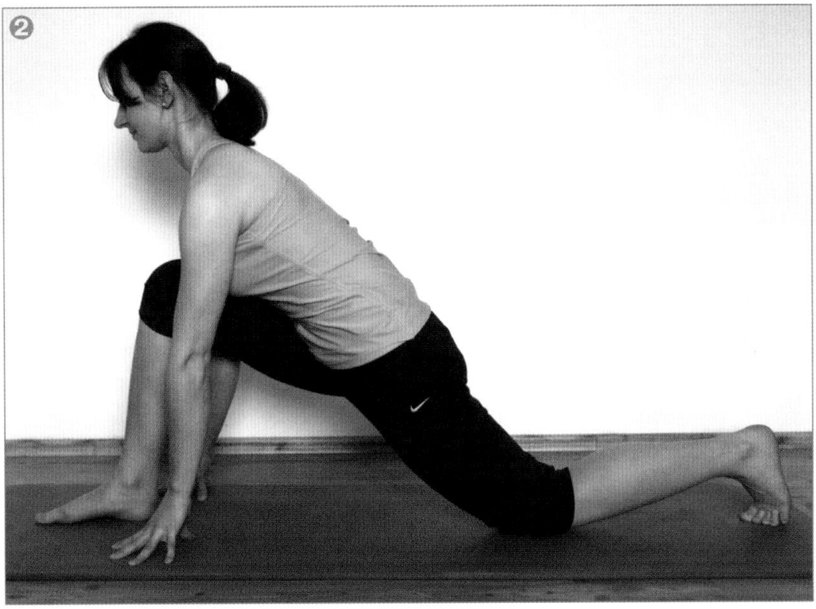

❷

Empfehlung aus der Praxis

Während der Durchführung der Übung darf das Knie des angewinkelten Beines nie nach vorne über die Fußspitze hinweg ragen. Sollte dies je nach der körperlichen Konstitution einzelner Teilnehmer der Fall sein, muss der Ausfallschritt vergrößert werden. Langsame Beugebewegungen ausführen, keine ruckartigen Abfolgen! Auf Kontraindikationen wie Arthroseerscheinungen in Knie- und Hüftgelenken achten!

B15 – Beine in die Luft strecken

Dehnen der hinteren Oberschenkelmuskulatur (ischiocrurale Muskulatur) sowie der Gesäß- und Wadenmuskulatur

⏱	ca. 10 Sekunden pro Seite; 2 Durchgänge

ASTE Rückenlage

Beine	Knie leicht gebeugt, parallel zueinander; Fußsohlen stehen auf der Unterlage
Arme	neben dem Körper abgelegt
Oberkörper	liegend
Blickrichtung	zur Decke hin

Ablauf

Phase 1: Das linke Bein wird angewinkelt und zum Oberkörper hingezogen (Knie wandert zum Brustkorb). Beide Hände umfassen den linken Oberschenkel auf Höhe der Kniekehle und halten bzw. verleihen der Zugbewegung zum Brustkorb hin Nachdruck. Bereits in dieser Haltung tritt ein Dehneffekt in der hinteren Oberschenkelmuskulatur ein.

Phase 2: Das linke Bein wird nun aus der gebeugten Position heraus nach oben gestreckt, sodass die Fußsohle zur Decke zeigt. Die Zehenspitzen des linken Beines werden dabei angezogen. Dadurch wird der Dehnreiz noch einmal spürbar verstärkt. Die Hände bleiben auf Höhe der Kniekehle und können wenn nötig den Zug auf das Bein verstärken. Den Dehnreiz ca. 10 Sekunden lang halten.

Im Anschluss langsames Auflösen der Haltung zur ASTE hin und Seitenwechsel.

Variationen

- Das nicht zu dehnende Bein komplett auf der Unterlage ablegen und die Übung durchführen (der Dehnreiz ist dadurch noch intensiver, siehe Bild 3).

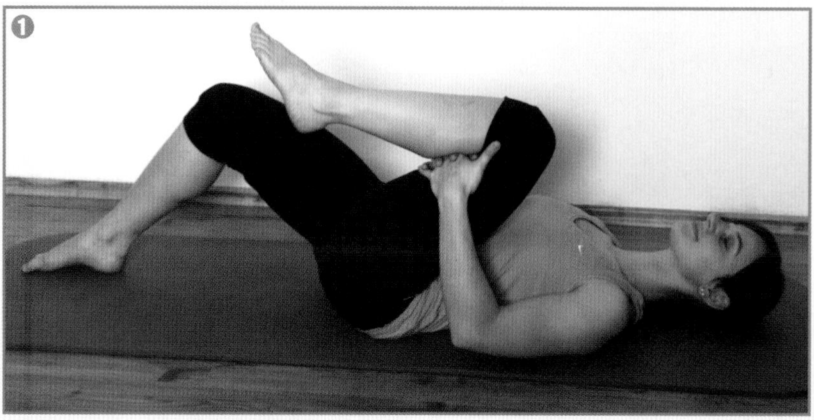

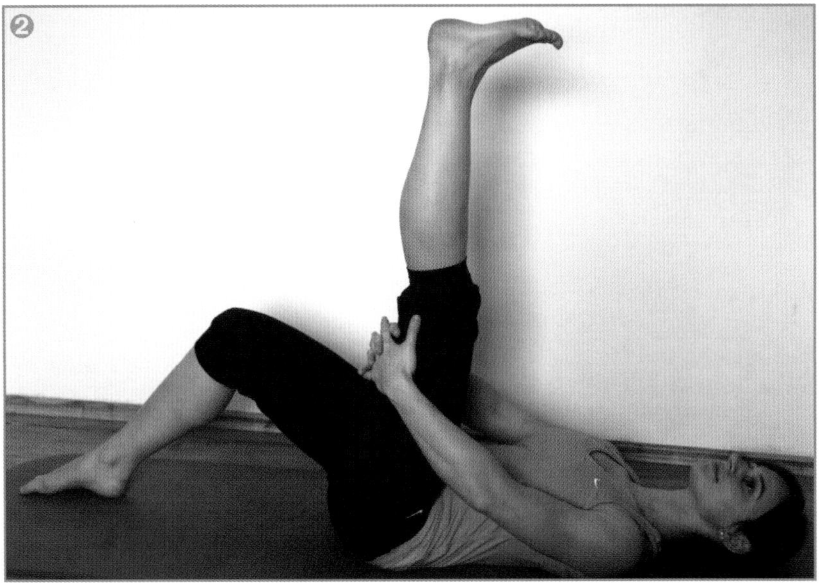

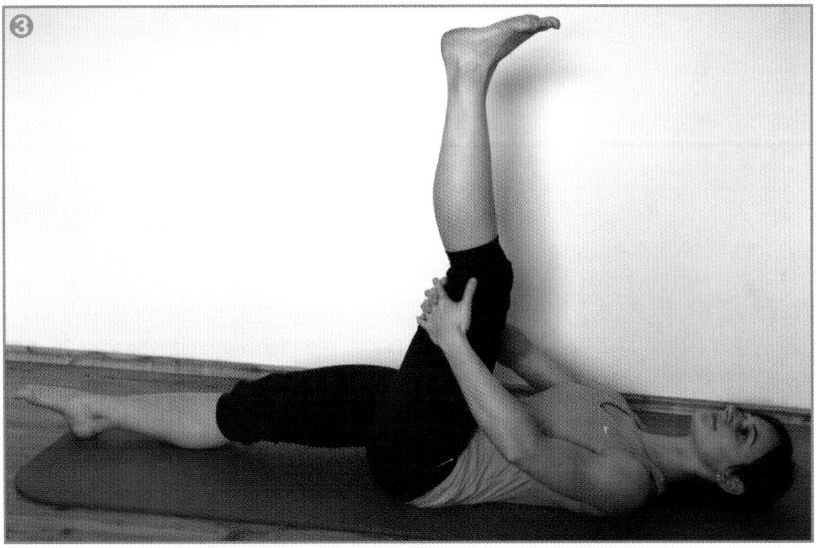

Empfehlung aus der Praxis

Diese Übung beinhaltet über einfache Veränderungen mehrere Varianten. Für Anfänger ist die erste Phase des Ablaufs oftmals völlig ausreichend. Fortgeschrittene Teilnehmer können die Übung bis zur Variation mit einem komplett abgelegten Bein steigern. Insofern bietet diese Übung für die Teilnehmer die Möglichkeit, sich einmal selbst einschätzen zu können (Wie beweglich bin ich?) und eine sofortige Kontrollmöglichkeit im Anschluss bei der Durchführung zu haben. Ruckartige Bewegungen sind zu vermeiden. Auf Kontraindikationen wie Arthroseerscheinungen in Knie- und Hüftgelenken achten!

B16 – Einen Fuß am gebeugten Bein auf den gegenüberliegenden Oberschenkel legen

Dehnen der Gesäßmuskulatur sowie der hinteren Oberschenkelmuskulatur

⏱	ca. 10 Sekunden pro Seite; 2 Durchgänge	
ASTE	Rückenlage	
	Beine	Knie leicht gebeugt, parallel zueinander; Fußsohlen stehen auf der Unterlage
	Arme	neben dem Körper abgelegt
	Oberkörper	liegend
	Blickrichtung	zur Decke hin
Ablauf	Aus der ASTE heraus wird das rechte Bein mithilfe beider Hände zum Brustkorb hingezogen. Beide Hände umgreifen das rechte Bein hierbei auf Höhe der Kniekehle. Sobald der rechte Oberschenkel senkrecht steht, wird angehalten. Nun wird das linke Bein angewinkelt und der Fuß auf den rechten Oberschenkel gelegt. Bereits hier wird im linken Bein eine deutliche Dehnspannung spürbar. Der Zug auf das rechte Bein wird noch einmal mithilfe der Hände verstärkt. Somit erhöht sich nochmals die Dehnspannung im linken Bein. Die Spannung ca. 10 Sekunden lang halten, dann langsam zurück in die ASTE und Seitenwechsel.	

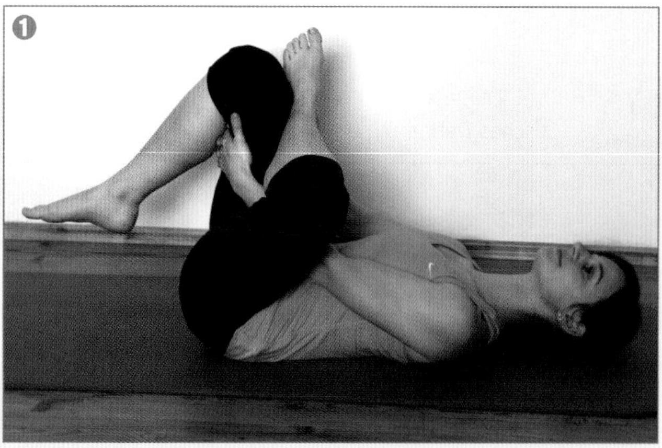

Empfehlung aus der Praxis

Eine sehr effiziente Dehnübung, sie ist jedoch nicht für Anfänger geeignet. Je nach Anatomie und Konstitution der Teilnehmer tritt bei dieser Übung eine sehr große Dehnspannung auf, die ausgehalten werden muss. Der Fokus liegt auf einer sauberen und langsamen Durchführung. Auf Kontraindikationen wie Arthroseerscheinungen in Knie- und Hüftgelenken achten!

B17 – Dynamischer breiter Grätschsitz

Dehnen der inneren Oberschenkelmuskulatur (Adduktoren) sowie der unteren Rückenmuskulatur; Förderung der Rumpfrotation

⏱	30 – 45 Sekunden; 2 Durchgänge	
ASTE	Breiter Grätschsitz	
	Beine	V-förmig zur Seite weggestreckt ; Zehenspitzen angezogen
	Arme	parallel neben dem Rumpf; stützen den Oberkörper ab
	Oberkörper	gerade aufgerichtet; Grundspannung der Rumpfmuskulatur
	Blickrichtung	geradeaus

Ablauf

Phase 1: Der Oberkörper wird nach vorne in Richtung Boden geführt, die Handflächen werden zentral zwischen den Beinen auf dem Boden abgelegt. Der Rumpf bleibt aufgerichtet. Blickrichtung nach vorne unten.
Phase 2: Beide Arme werden nun so weit es geht am rechten Bein entlang in Richtung Sprunggelenk geführt. Die Streckweite der Arme wird durch die entstehende Dehnspannung in den Adduktoren begrenzt. Die Blickrichtung in der Endposition zeigt ebenfalls zum rechten Sprunggelenk hin.
Im Anschluss die Haltung auflösen und über die Position (Phase1) zur anderen Seite wechseln und erneut die passende Dehnspannung aufbauen.

Variationen

- Die 2. Phase der Dehnübung leicht dynamisch ausüben (ballistisches Dehnen).

Empfehlung aus der Praxis

Langsam in die Dehnbewegung hinein arbeiten. Keine schnellen Dehn- und Drehbewegungen. Das Wahrnehmen des noch gut auszuhaltenden Spannungspunktes steht bei dieser Übung im Vordergrund. Der Rumpf behält während der Durchführung seine aufrechte Haltung und eine adäquate Grundspannung. Auf mögliche Bandscheiben- bzw. Rückenbeschwerden sowie Beschwerden in den Hüftgelenken achten!

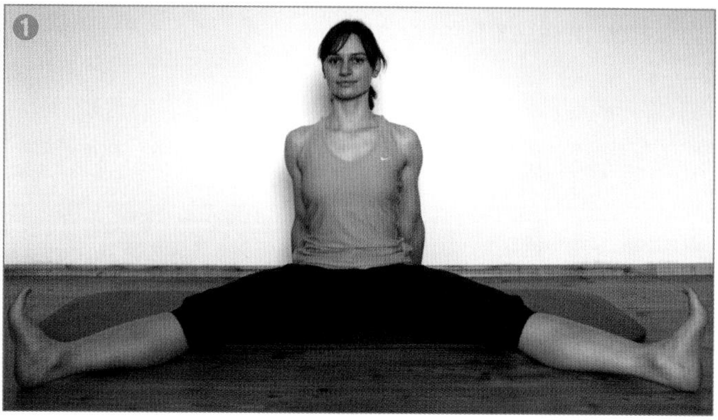

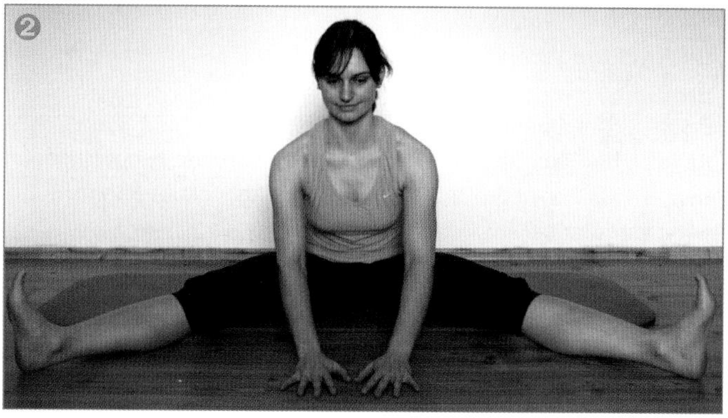

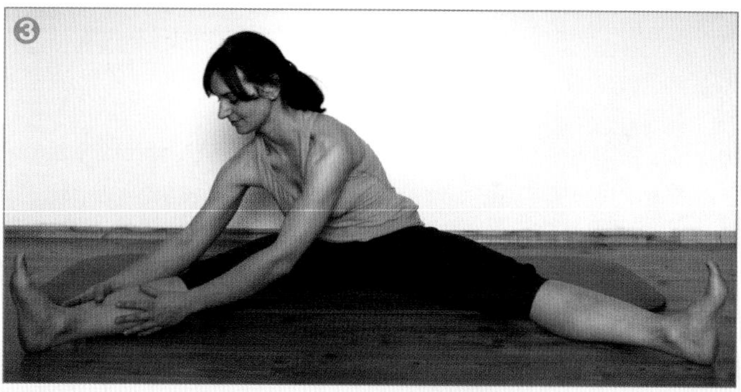

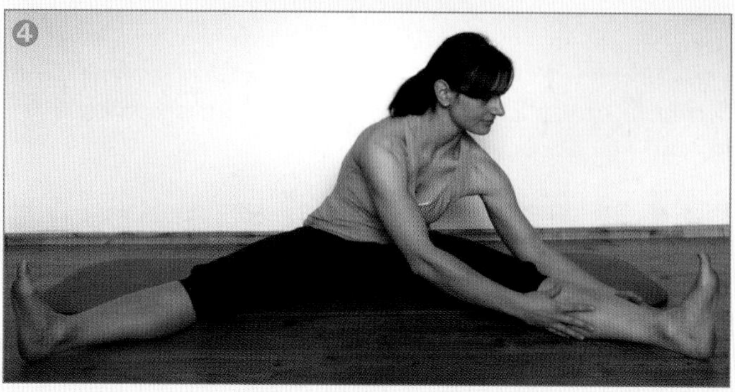

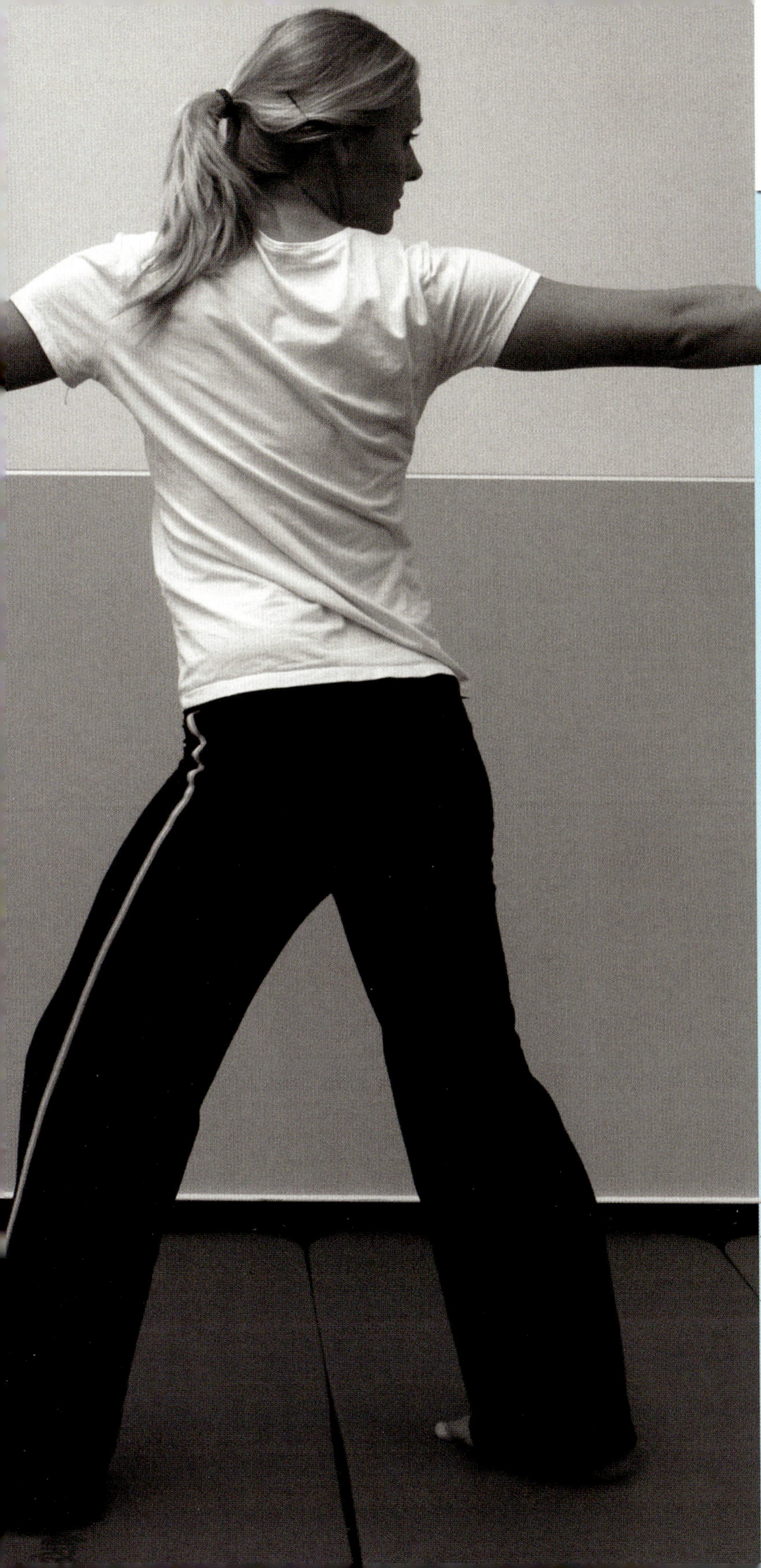

PRAXIS - SCHWERPUNKT

Gleichgewicht - Koordination

Gleichgewicht – Koordination

Die Qualitäten von Koordination/Gleichgewicht bilden eine wesentliche Voraussetzung, um adäquat auf die – unter Umständen rasch wechselnden – Anforderungen der physischen Umwelt reagieren zu können. Reativ komplexe Abläufe, wie sie sowohl im Straßenverkehr als auch im Rahmen einer beruflichen Anforderung entstehen können, sind nur durchführbar, wenn die Fähigkeit besteht, alle motorischen Funktionen in – koordinierter – Form rasch aufeinander abzustimmen.

Die notwendige Sicherheit, um diese Aktionen und Reaktionen durchzuführen, resultiert aus einem gut ausgebildeteten Gleichgewichtsgefühl.

Da psychisch kranke Menschen gerade in Bereichen, in denen sich auch die innere Stabilität eines Menschen abbildet, deutliche Defizite haben, muss der Abschnitt „Koordination/Gleichgewicht" als zentrale Qualität in der psychomotorischen Therapie angesehen werden.

C1 – Tiefe Kniebeuge

⏲	10 Wiederholungen pro Seite
ASTE	**Beine** stabile Schrittstellung **Arme** in beidseitigem Hüftstütz **Oberkörper** gerade aufgerichtet **Blickrichtung** geradeaus
Ablauf	Füße in weiter Schrittstellung. Danach 10 tiefe Kniebeugen. Anschließend Fußwechsel in der Grundstellung. Erneut 10 tiefe Kniebeugen.
Variationen	▪ Frequenz/Anzahl der Kniebeugen erhöhen. ▪ Beide Hände zur Stabilisation auf den Oberschenkel des vorderen Beines stützen. ▪ Am tiefsten Punkt der Kniebeuge mehrmaliges sanftes Nachwippen. ▪ Kniebeuge mit zur Seite gestreckten Armen ausführen (Bilder 3 + 4).

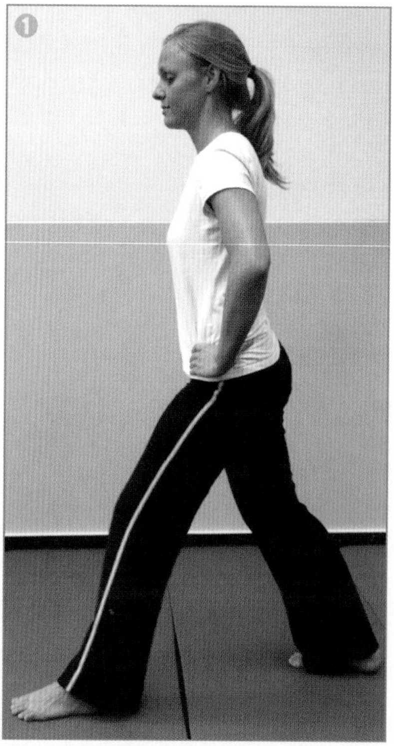

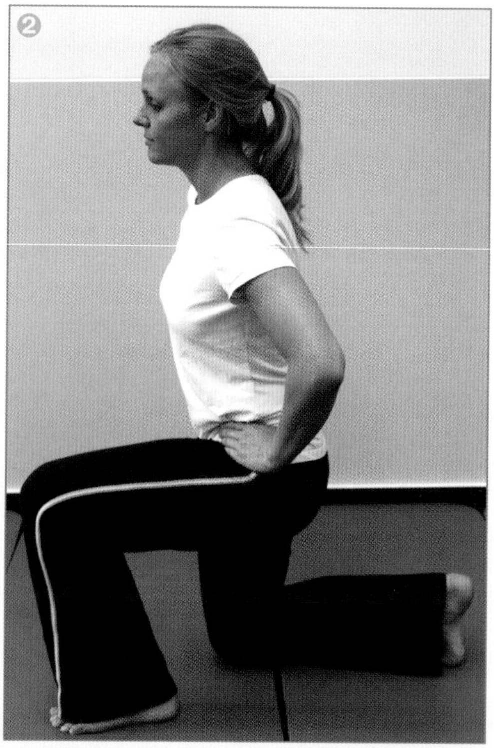

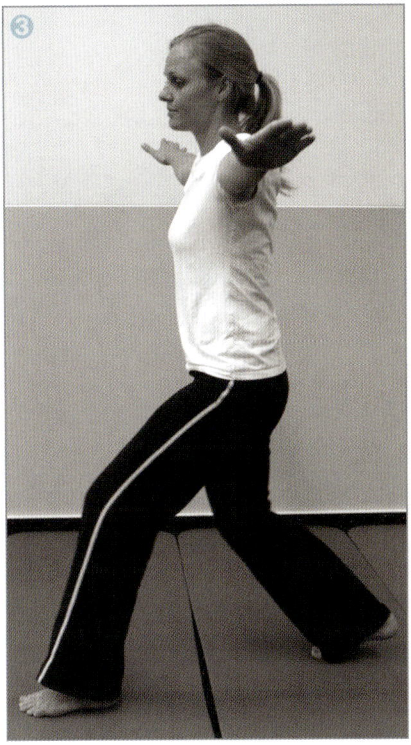

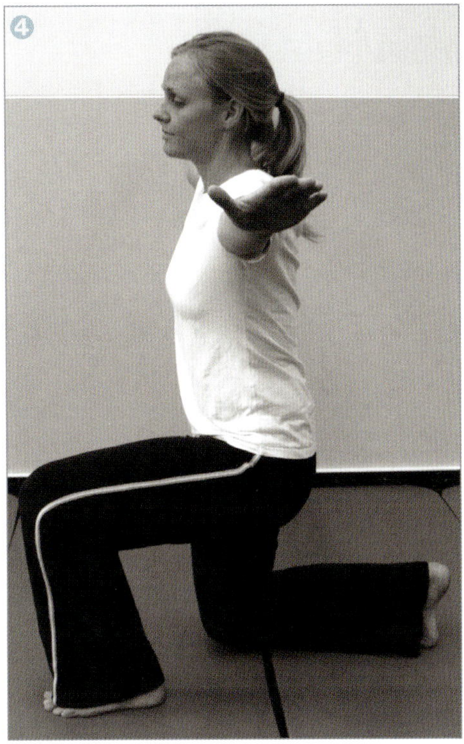

Empfehlung aus der Praxis

Eine, was den Kraftaufwand angeht, anspruchsvolle Übung. Anfänger sollten nicht mit zu vielen Abfolgen überfordert werden! Vor allem das Nachwippen in der tiefen Beuge erfordert entsprechende Voraussetzungen des Übenden.
Achtung: Bei der Durchführung sollte das Kniegelenk einen 90°-Winkel aufweisen. Achten Sie darauf, dass das Kniegelenk nicht über die Fußspitze hinaus ragt.

C2 – Turning T

⌚	30 Sekunden – 1 Minute	
ASTE	**Beine**	stabile Schrittstellung
	Arme	beidseitig zur Seite gestreckt
	Oberkörper	gerade aufgerichtet
	Blickrichtung	geradeaus

Ablauf

Während die Füße ihre Position am Boden beibehalten, dreht sich der Rumpf bei seitlich gestreckten Armen von der Mittelposition nach rechts (Rumpfrotation). Diese Position ca. 5 Sekunden halten, dann zurück über die ASTE zur linken Seite drehen. Nach jeweils drei Rotationen wird die Schrittstellung gewechselt.

Variationen

- Tiefer in die Knie gehen, dann Rumpfrotation.
- Bei der Schrittstellung Füße hintereinander stellen (auf einer gedachten Linie stehen).
- Halteposition beim seitlichen Drehen zeitlich ausdehnen.

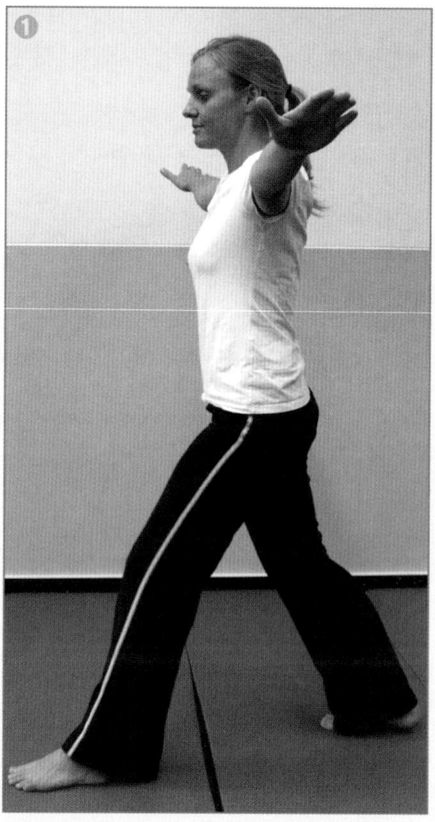

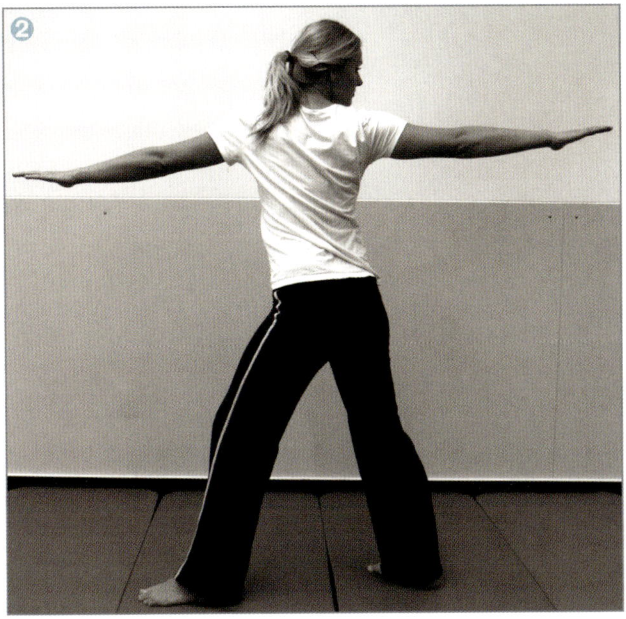

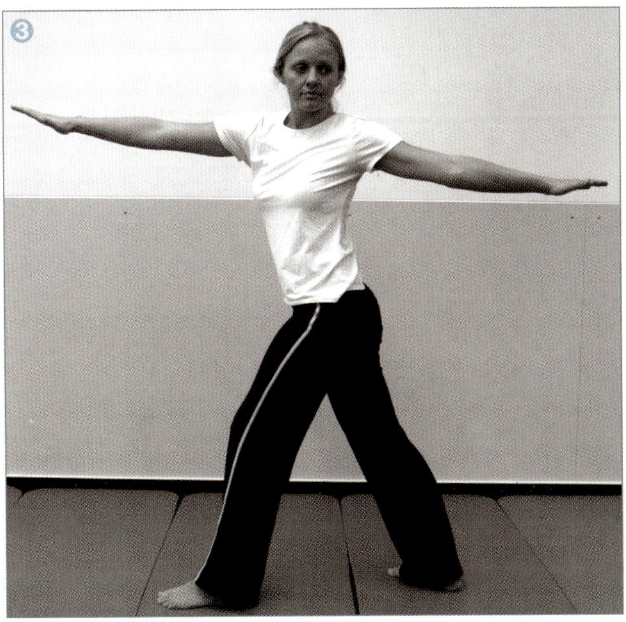

Empfehlung aus der Praxis

Dem Klienten ausreichend Zeit lassen, in der Ausgangsposition seinen individuellen Körperschwerpunkt zu finden. Im Anschluss die Drehbewegungen langsam und sorgfältig durchführen. Keine ruckartigen Rumpfbewegungen! Die Schultern in der Bewegung nicht nach oben ziehen. Auf eine adäquate Gesamtkörperspannung achten.

C3 – Kniebeuge mit nach vorne gestreckten Armen und verschränkten Händen

⌚	30 Sekunden – 1 Minute; ca. 10 Wiederholungen	
ASTE	**Beine**	schulterbreiter Stand; Füße beidseits leicht nach außen gestellt
	Arme	annähernd gerade nach vorne gestreckt; Hände bzw. Finger ineinander verschränkt; Handflächen zeigen nach vorne
	Oberkörper	gerade aufgerichtet
	Blickrichtung	geradeaus
Ablauf	Aus der ASTE heraus langsam in die Kniebeugeposition gehen. Schulterblätter und Pobacken liegen in etwa auf einer gedachten Linie (Rücken bleibt gerade). Am tiefsten Punkt kurz verharren, dann wieder mit geradem Rücken zurück zur ASTE.	
Variationen	▪ Erhöhung der Frequenz. ▪ Am tiefsten Punkt der Hocke mehrmaliges sanftes Nachwippen.	

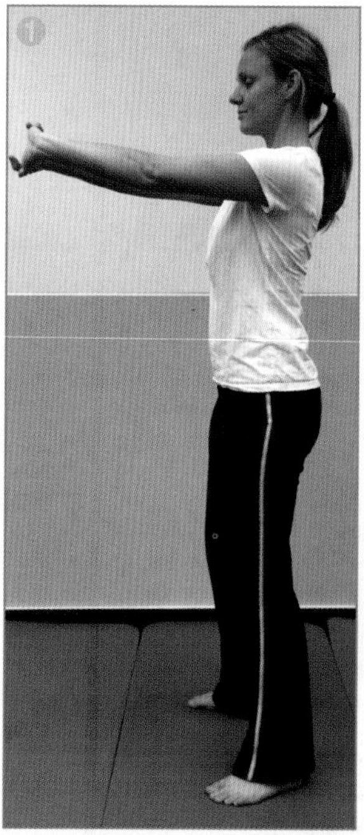

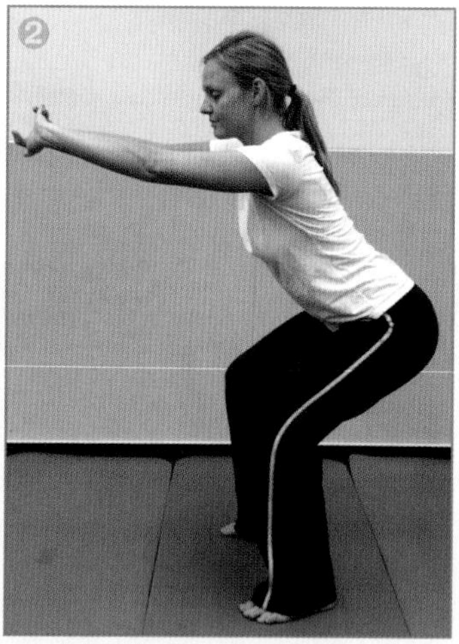

Empfehlung aus der Praxis

Achtung: Diese Übung ist relativ anstrengend, daher sollte ein besonderes Augenmerk auf eine korrekte Ausführung gelegt werden (Atmung, Körperhaltung). Der tiefste Punkt, der bei der Hocke erreicht werden kann, hängt sehr vom Klienten ab. Es ist wichtig, eventuelle Einschränkungen oder Behinderungen (speziell Knie- und Hüftgelenke) bereits im Vorfeld abzuklären. Achten Sie darauf, dass das Kniegelenk während der Durchführung nicht über die Fußspitze hinaus ragt!

C4 – Einfacher Kniestoß

⏱	5 Wiederholungen pro Seite	
ASTE	**Beine**	stabile Schrittstellung; Schwerpunkt liegt auf dem vorderen Fuß; Rücken und das gestreckte hintere Bein bilden eine relativ gerade Linie bis zur Ferse
	Arme	im Ellenbogengelenk angewinkelt (Boxerstellung); Fäuste geballt und auf Kinnhöhe
	Oberkörper	aufgerichtet, nach vorne geneigt; adäquate Körperspannung
	Blickrichtung	geradeaus

Ablauf

Aus der stabilen Grundposition heraus bewegt sich das hintere Knie mit Schwung nach vorne, bis der Oberschenkel einen annähernd rechten Winkel im Hüftgelenk erreicht. In der Endposition liegt das gesamte Körpergewicht auf dem Standbein. Dann wieder zurück zur ASTE und den Ablauf mit dem gleichen Bein wiederholen.

Variationen

- Schwung dynamischer gestalten (mehr Wucht).
- Ständiger Wechsel des Schwung- und Standbeines.

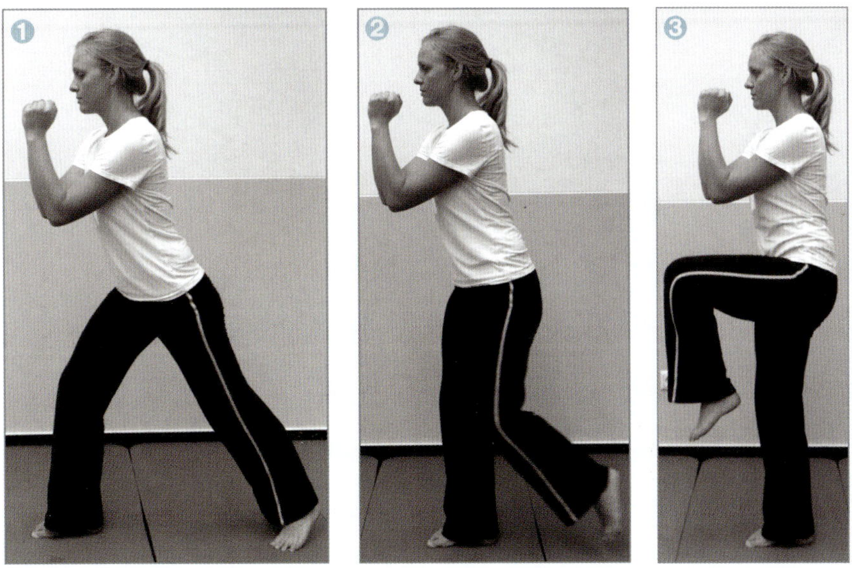

Empfehlung aus der Praxis

Die Schwierigkeit dieser Übung besteht darin, dass aus einer dynamischen Aufwärtsbewegung des Schwungbeines eine stabile Endposition erreicht wird. Während der Aufwärtsbewegung des Schwungbeines wird gezielt und kontrolliert ausgeatmet!

C5 – Highkick

⏱	30 Sekunden; ca. 5 Wiederholungen pro Seite	
ASTE	**Beine**	stabile Schrittstellung; Schwungbein nach hinten versetzt
	Arme	locker seitlich hängend
	Oberkörper	leicht nach vorne gebeugt
	Blickrichtung	geradeaus
Ablauf	Aus der Grundstellung heraus wird zunächst ein Arm nach vorne ausgestreckt. Das kontralaterale Bein wird mit Schwung zum gestreckten Arm geführt. Nach ca. 5 Wiederholungen Seitenwechsel.	
Variationen	▪ Veränderung der Schwungamplitude (gestreckter Arm niedriger oder höher). ▪ Ständiger Wechsel des Schwung- und Standbeines.	

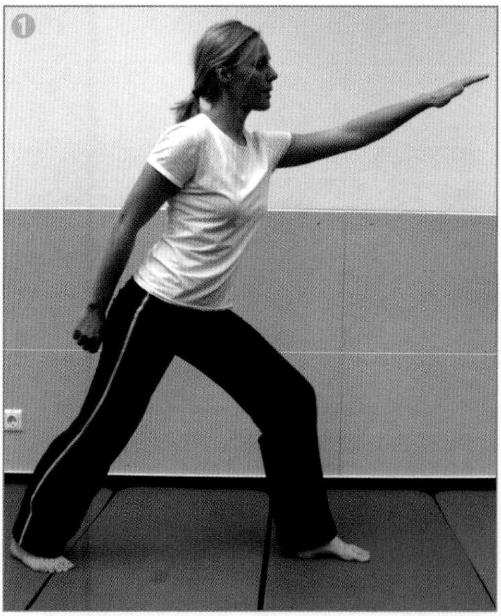

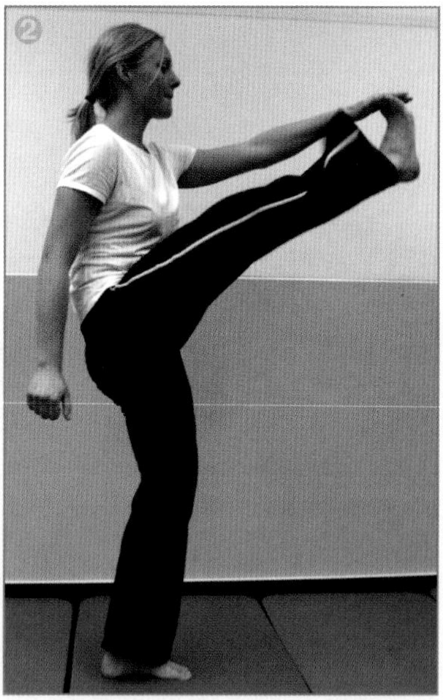

Empfehlung aus der Praxis

Eine Übung für relativ geübte und bewegliche Teilnehmer. Die Schwierigkeit dieser Übung besteht darin, dass aus einer dynamischen Aufwärtsbewegung des Schwungbeines eine stabile Endposition wiedererreicht wird. Auf Hüft- und Kniegelenkseinschränkungen achten! Übung erst nach ausreichender Aufwärmphase durchführen!

C6 – Frontkick

⏱	30 Sekunden; ca. 5 Wiederholungen pro Seite
ASTE	AS05 – KIBO-Grundstellung
Ablauf	Das leicht nach hinten versetzte (bei Rechtshändern) rechte „Kickbein" wird in der ersten Phase in einer fließenden Bewegung bis auf Hüfthöhe angewinkelt und dann mit Kraft nach vorne „gekickt". Anschließend Rückführung in die stabile ASTE. Nach 5 Wiederholungen Seitenwechsel.
Variationen	▪ Ständiger Wechsel des Schwung- und Standbeines. ▪ Zwischen den Kicks in die Hocke („Froschkick") gehen.

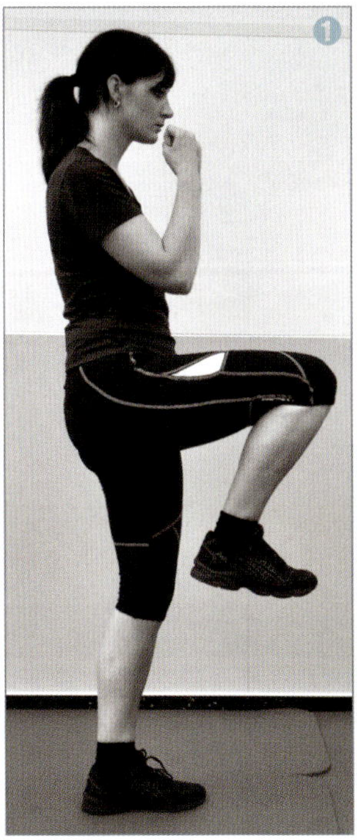

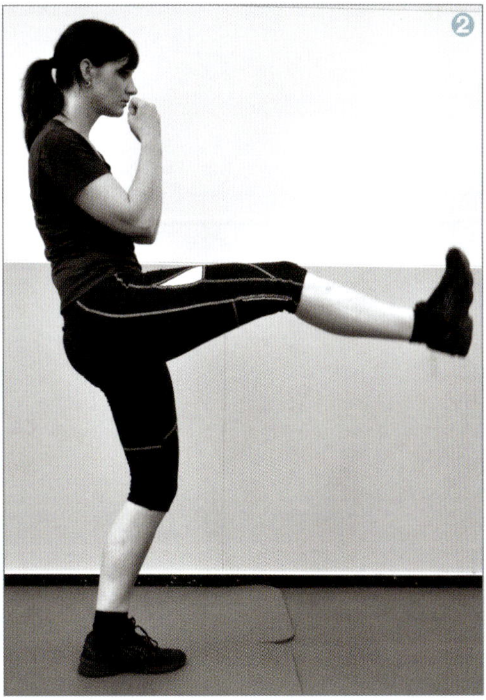

Empfehlung aus der Praxis

Wie alle Kickübungen setzt der Frontkick ein funktionierendes Gleichgewichtsgefühl voraus. Vor dieser Übung mögliche Hüft-, Knie- und Rückenprobleme abklären. Die Variation ′Froschkick` ist eine sehr gute Kraft- und Koordinationsübung, aber sehr anstrengend und kann nur gut trainierten bzw. geübten Teilnehmern zugemutet werden.

C7 – Sidekick

⏱	3 – 4 Kicks pro Seite
ASTE	AS06 – Grundstellung Block
Ablauf	*Phase 1:* Aus der ASTE heraus Gewicht auf das Standbein verlagern. Gleichzeitig wird das „Kickbein" im Knie gebeugt und seitlich an den Rumpf gezogen. Achtung! Rumpf bleibt stabil! *Phase 2:* Das „Kickbein" schnellt dynamisch zur Seite, während sich der Rumpf auf die entgegengesetzte Seite neigt. *Phase 3:* Rückführung in die Ausgangsstellung.
Variationen	▪ Die Höhe des Sidekicks kann variiert werden. Je horizontaler das Bein gestreckt wird, desto anstrengender ist die Übung. ▪ Nach jedem „Kick" das Stand- und das „Kickbein" wechseln.

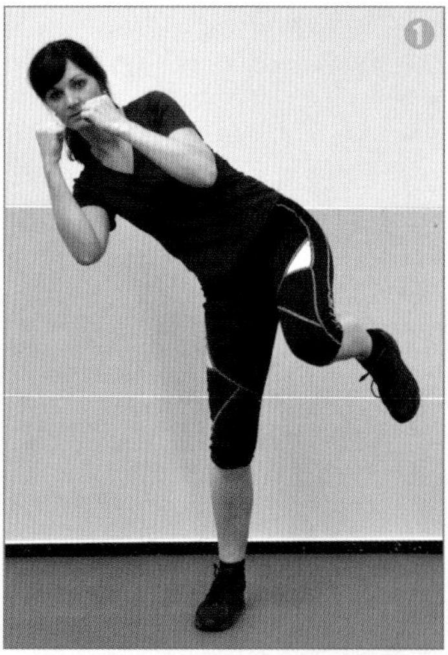

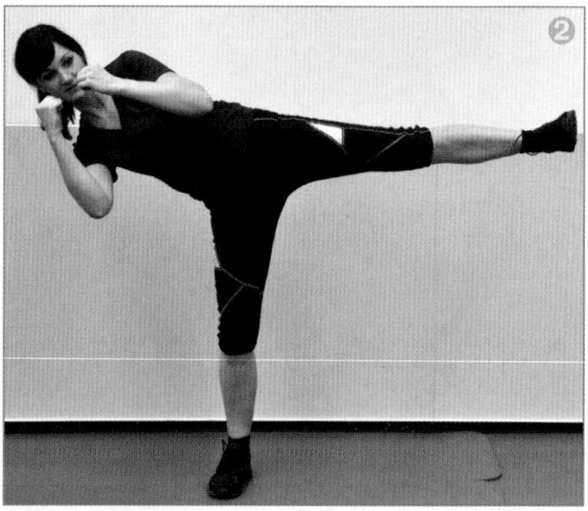

Empfehlung aus der Praxis

Die Übung ist nur nach einer ausgedehnten Übungsphase (auf einem Bein stehend, lockere „kickähnliche" Ausführung) optimal ausführbar, da sie hohe Anforderungen an das Körper- und Gleichgewichtsgefühl stellt. Auch hier: Unbedingt vorher klären, ob im Bereich des Rückens, der Hüfte, der Knie Vorschädigungen bestehen, die beachtet werden müssen.

C8 – Seitlicher Kniestoß

⏲	5 Wiederholungen pro Seite; 2 Durchgänge
ASTE	AS06 – Grundstellung Block
Ablauf	*Phase 1:* Das Stoßbein wird auf ca. 90° angewinkelt und nach außen rotiert. *Phase 2:* Das Stoßbein wird nun dynamisch mit Kraft zur Mitte bewegt (Scharnierbewegung). *Phase 3:* Das Stoßbein wird zurück zur ASTE geführt. Die drei Phasen sollten idealerweise im Laufe der Durchführung immer fließender ineinandergreifen.
Variationen	▪ Kniestoß gegen einen Widerstand (Pratze, Matte, Boxsack etc.). ▪ Ständiger Wechsel des Stoßbeines.

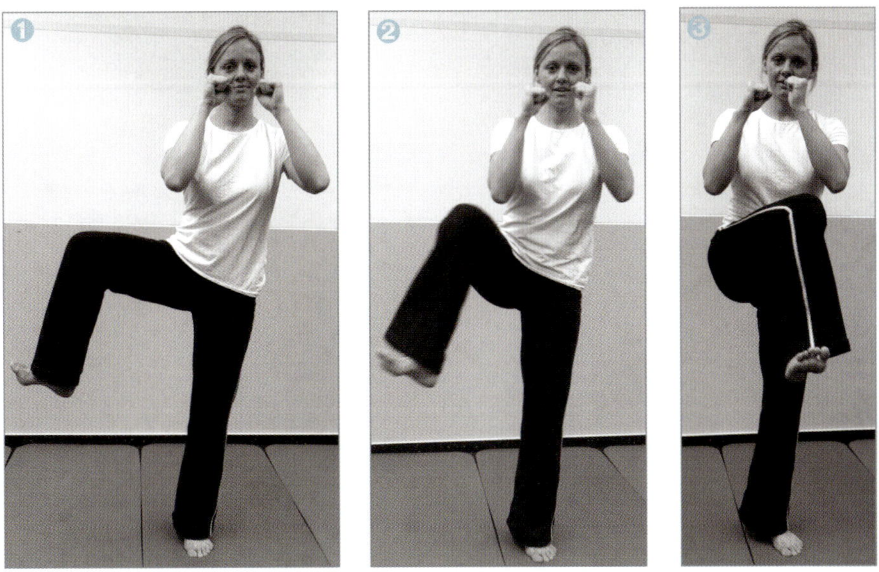

Empfehlung aus der Praxis

Die Übung stellt hohe Anforderungen an die Rumpfstabilität und das Gleichgewichtsgefühl. Eine souveräne Durchführung setzt in der Regel einen hohen Übungsaufwand voraus!

C9 – Kontralaterales Knie

⏱	30 – 45 Sekunden
ASTE	AS02 – Schulterbreiter Stand
Ablauf	Die Knie werden abwechselnd zur gegenüberliegenden (kontralateralen) Handfläche geführt. Der Rumpf bleibt während der Bewegung aufgerichtet.
Variationen	▪ Erhöhung der Frequenz. ▪ Die Knie werden jeweils zum kontralateralen Ellenbogen geführt.

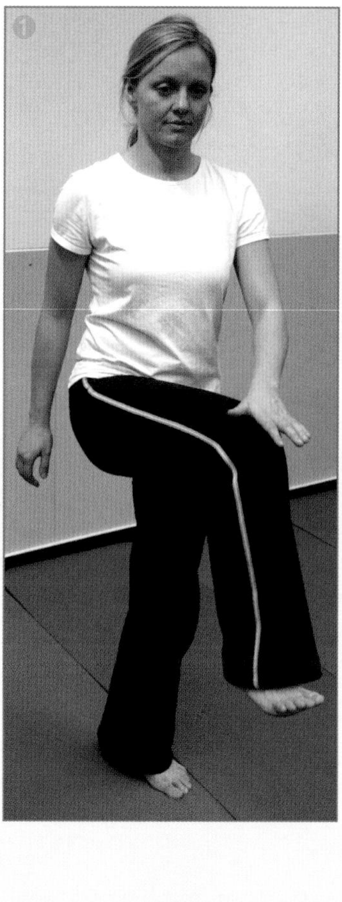

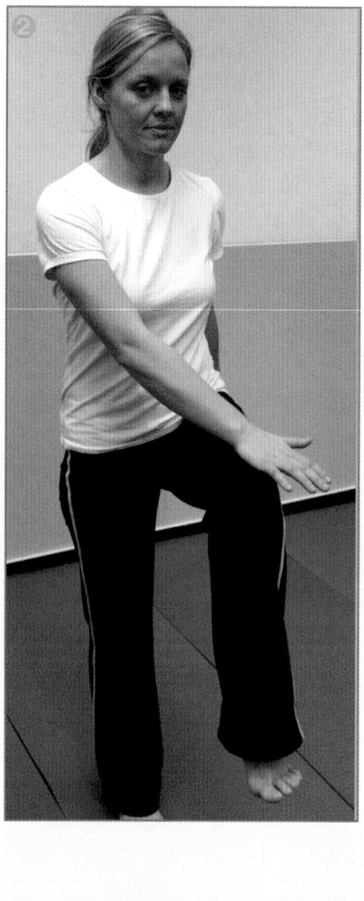

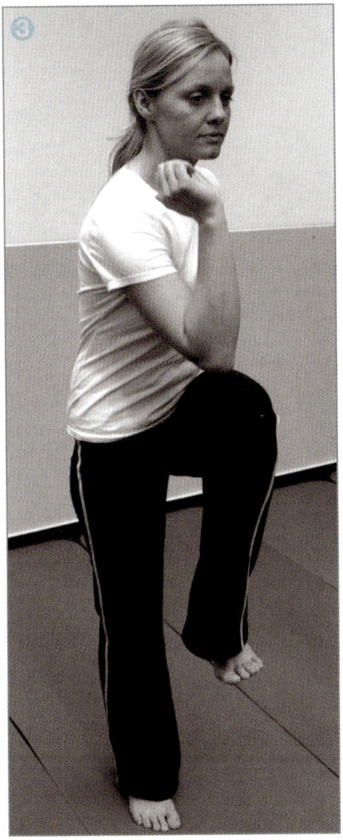

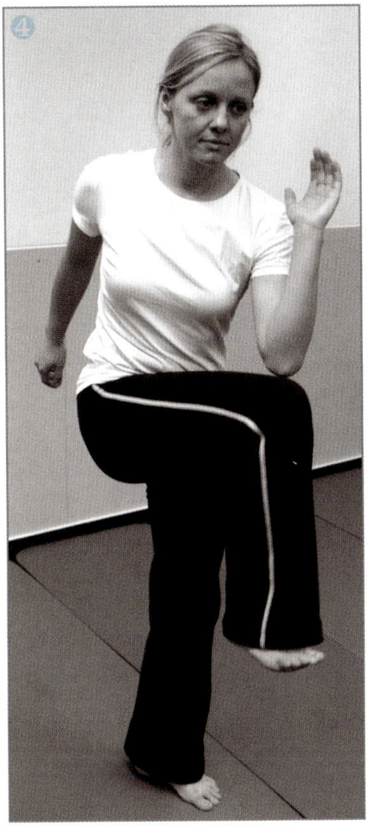

Empfehlung aus der Praxis

Eine durchaus anstrengende Übung. Trainingszustand der Teilnehmer beachten! In „entschärfter" Form ist auch die ipsilaterale Variante (das Knie geht zum gleichen Ellenbogen) denkbar!

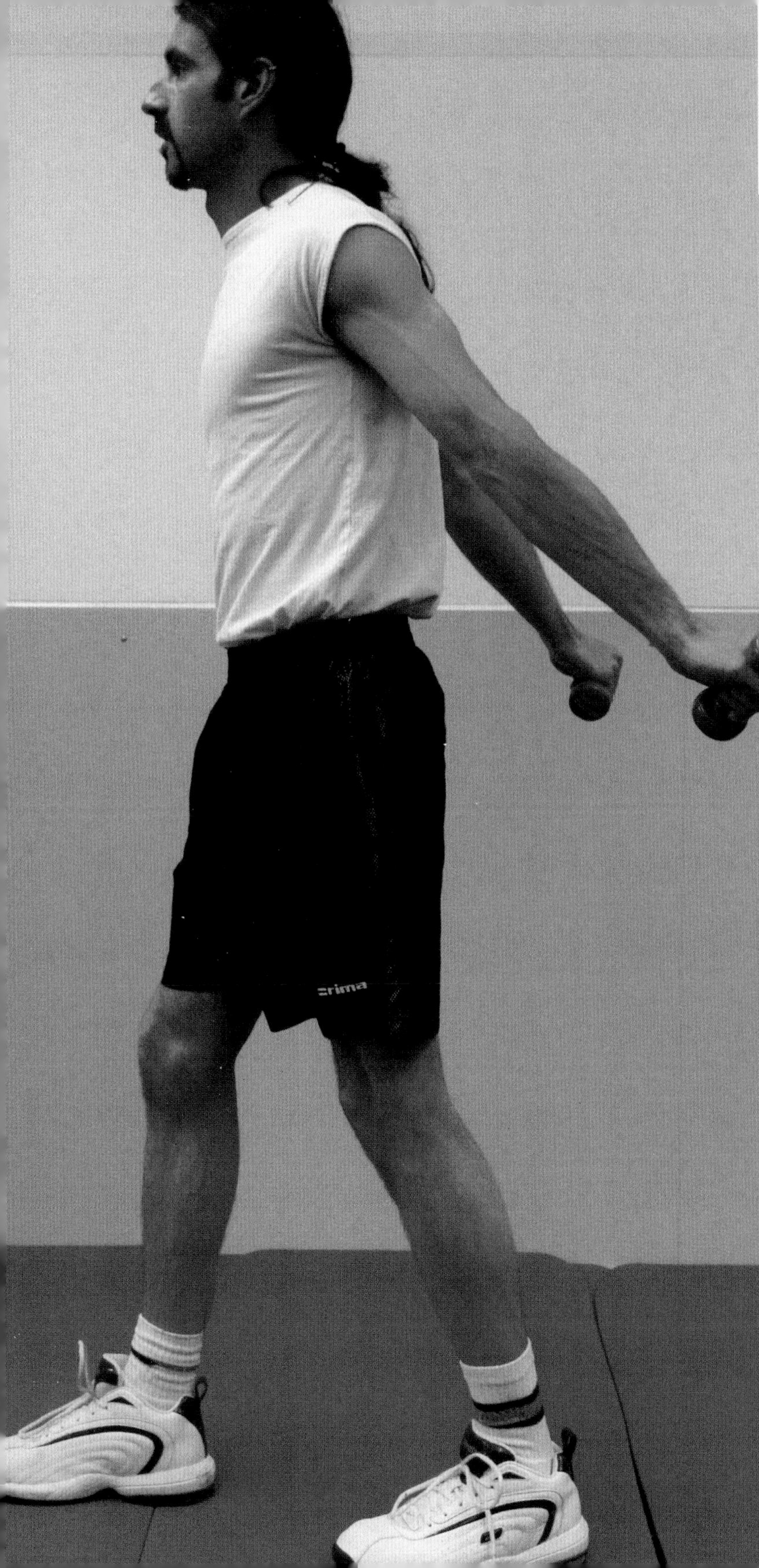

D

PRAXIS - SCHWERPUNKT

Kräftigung - Kraft

Psychomotorik, Krafttraining oder Kräftigungsübungen?

Im Rahmen unserer psychomotorischen Übungsserien sprechen wir größtenteils von einer Kräftigung der Muskulatur bzw. der Verbesserung und Steigerung der muskulären Koordination.
Die Teilnehmer sollen sich keinen „Six-Pack"-Bauch erarbeiten. Die im Folgenden aufgeführten Übungen zielen auf den Aufbau einer adäquaten Rumpf- und Körperspannung ab. Nach dem Prinzip „vom Leichten zum Schweren" sollen die Teilnehmer zunehmend ihre Kraftausdauer trainieren können, um auch Übungen, die einen komplexeren Ablauf beinhalten und ganz einfach „anstrengender oder kräftezehrender" sind, ausführen zu können. Durch ein regelmäßiges und passend dosiertes Kräftigungs- und Muskeltraining können weitere wertvolle Effekte und Wirkmechanismen erzielt werden, die sich sportphysiologisch in drei wesentliche Bereiche einteilen lassen.

Rehabilitative Effekte

Nach langer Belastungspause kann durch ein regelmäßiges Training ein rascher Wiederaufbau der Leistungsfähigkeit erreicht werden. Die Rehabilitation nach Verletzungen kann beschleunigt werden. Bei chronisch oder latent verlaufenden Schwächen des Bewegungsapparates können durch eine effiziente Kräftigung der Muskelstrukturen Beschwerden merklich verringert werden.

Präventive Effekte

Die Leistungsfähigkeit des aktiven Bewegungsapparates wird verbessert, während gleichzeitig möglichen Verschleißerscheinungen des passiven Bewegungsapparates entgegengewirkt wird. Die Festigkeit der Bänder, Sehnen und auch der Knochen erhöht sich. Ein adäquates Kräftigungstraining bildet eine gute Prophylaxe gegen Haltungsschwächen und hieraus resultierenden Rückenbeschwerden. Muskuläre Dysbalancen können abgebaut bzw. verhindert werden. Schonhaltungen entstehen erst gar nicht oder können reduziert werden. Das Arthroserisiko nimmt ab. Einer altersbedingten Kraftabnahme kann ebenfalls entgegengewirkt werden.

Körperliche Effekte

Durch regelmäßige Kräftigung finden Aufbau und Definition der körperformenden Muskulatur statt. Die körperlichen Gewebsstrukturen werden positiv beeinflusst. Der Stoffwechsel wird erhöht und somit auch der Kalorienumsatz, da die menschliche Muskulatur ein aktiver Kalorienverwerter ist. Die Veränderung des Fett-Muskel-Verhältnisses hat einen trainierten, fitteren und muskulöseren Körper zur Folge.

Im Rahmen der Psychomotorik spielt natürlich auch der psychische Effekt eine zentrale Rolle: Kräftigungsübungen fördern und verbessern die Körperwahrnehmung. Das Selbstbewusstsein wird gestärkt, das Selbstwertgefühl nimmt zu, das Körperbewusstsein wird geschult.

D1 – Punching Ball

Kräftigung der Brust- und Oberarmmuskulatur/Koordinationsschulung

⏱	30 – 60 Sekunden; 2 Durchgänge
ASTE	AS02 – Schulterbreiter Stand
Ablauf	Aus der ASTE heraus werden beide Arme im Ellenbogengelenk stark gebeugt auf Brusthöhe gehalten (leicht versetzt, übereinander). Die Hände werden zur Faust geballt. Im Anschluss führen beide Arme Rotationsbewegungen aus. Die Fäuste kreisen umeinander, als würde ein imaginärer Punchingball getroffen werden. Diese Bewegung zwischen 30 – 60 Sekunden aufrechterhalten. Dann in einer kurzen Pause beide Arme locker ausschütteln und die Hände zur Faust ballen und wieder öffnen. Im Anschluss erfolgt ein zweiter Durchgang.
Variationen	▪ Die Hände werden aus der ASTE heraus nicht auf Brustbeinhöhe, sondern auf Stirnhöhe gehalten (die etwas anstrengendere Variante). ▪ Bewegter Punchingball; die Arme werden während der Ausführung auf und ab bewegt.

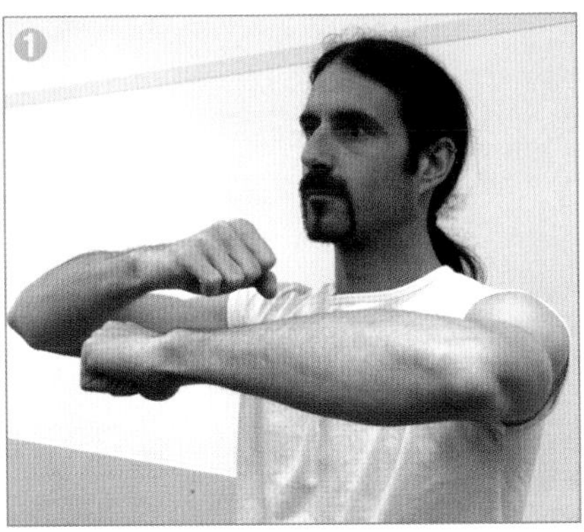

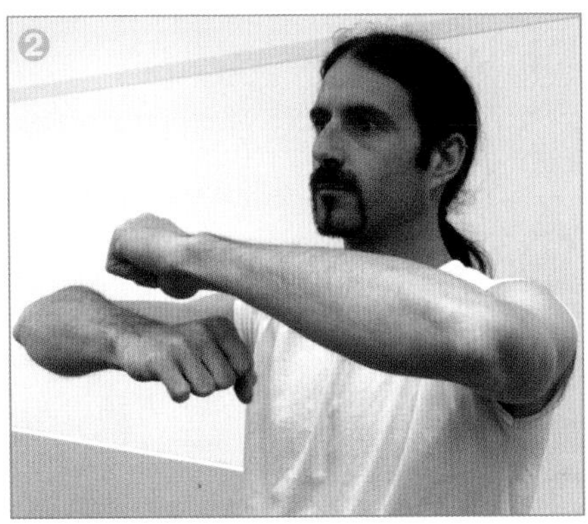

Empfehlung aus der Praxis

Bereits diese erste Übung erfordert eine saubere ASTE mit adäquater Rumpfspannung. Koordinativ ist diese Übung nicht zu unterschätzen. Einige Teilnehmer haben bereits hier Probleme mit den ungewohnten Bewegungsabläufen. Die Rotationsbewegungen daher langsam und sehr sorgfältig ausführen. Während der Durchführung auf eine ruhige und gleichmäßige Atmung und auf das Verhindern von Ausweichbewegungen achten!

D2 – Butterfly

Kräftigung der Brust- und Oberarmmuskulatur

⏲	30 – 60 Sekunden
ASTE	AS02 – Schulterbreiter Stand
Hilfsmittel	Hanteln
Ablauf	Aus der ASTE heraus werden beide Arme im Ellenbogengelenk angewinkelt (ca. 90°) und auf Schulterhöhe angehoben. Die Hände halten jeweils eine kleine Trainingshantel (ca. 1,0 kg). Aus dieser Zwischenposition heraus werden nun die Arme zur Seite bewegt. Der Ellenbogen wandert zur Seite. Der Winkel im Ellenbogengelenk bleibt während der Durchführung annähernd gleich! Diesen Ablauf nun 30 – 60 Sekunden lang wiederholen.
Variationen	▪ Gewichte der Hanteln erhöhen (höhere Intensität der Kräftigung).

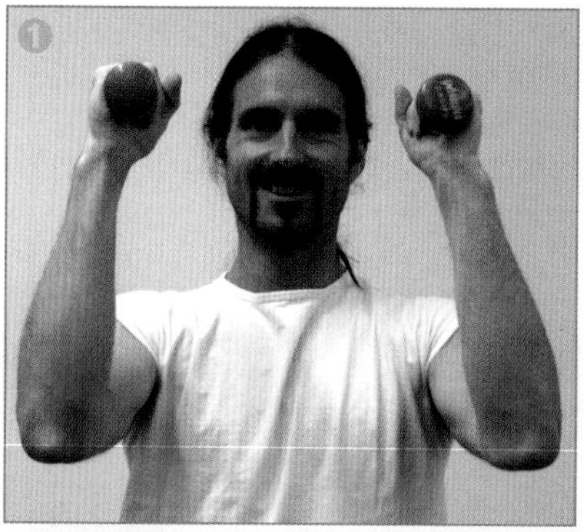

Empfehlung aus der Praxis

Ähnlich wie beim „Punchingball" ist bei dieser Übung die passende Rumpfspannung durch den gesamten Ablauf hinweg sehr wichtig. Die Schulterblätter werden nicht zusätzlich aktiv nach oben gezogen! (lockere Schultern trotz Belastung der Oberarme). Auf eine gleichmäßige, ruhige Atmung sowie auf mögliche Kontraindikationen in den Schulter- oder Handgelenken achten!

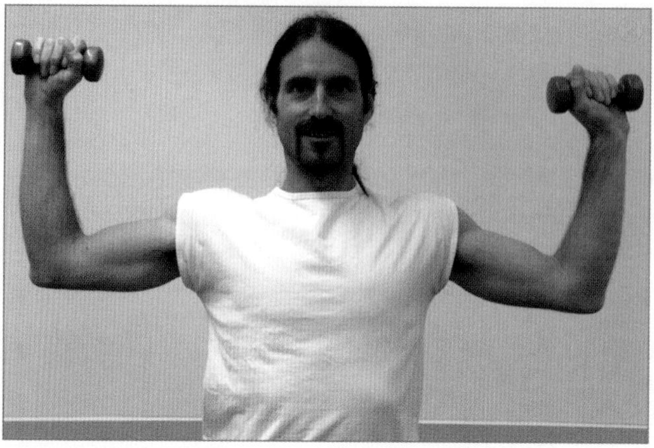

D3 – Bizeps Light

Kräftigung der Oberarmmuskulatur

⏱	30 – 60 Sekunden
ASTE	AS02 – Schulterbreiter Stand
Hilfsmittel	Hanteln
Ablauf	Aus der ASTE heraus werden beide Arme im Ellenbogengelenk angewinkelt (ca. 90°). Im nächsten Schritt bilden Arme und Schultergürtel eine Art U-Form. Die Hände halten jeweils eine kleine Trainingshantel (ca. 1,0 kg). Aus dieser Zwischenstellung heraus werden nun beide Arme zur Seite ausgestreckt (Endposition – gerades T) und wieder bis auf 90° im Ellenbogengelenk gebeugt. Diesen Ablauf 30 – 60 Sekunden lang wiederholen.
Variationen	▪ Gewichte der Hanteln erhöhen (höhere Intensität der Kräftigung). ▪ Ein Theraband anstelle der Hanteln verwenden.

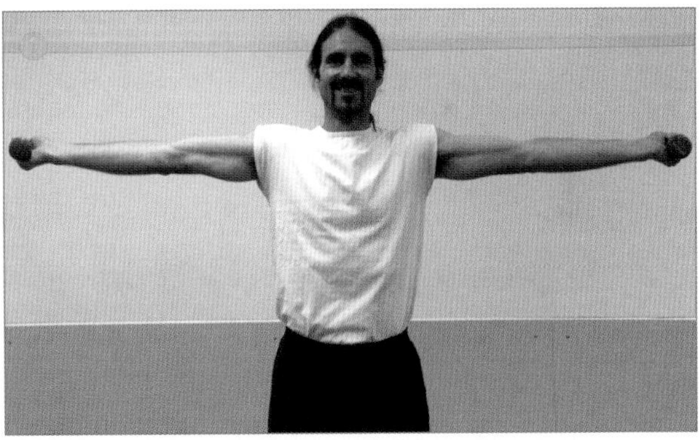

Empfehlung aus der Praxis

Auf eine langsame und saubere Durchführung sowie auf eine gleichmäßige Atmung achten!

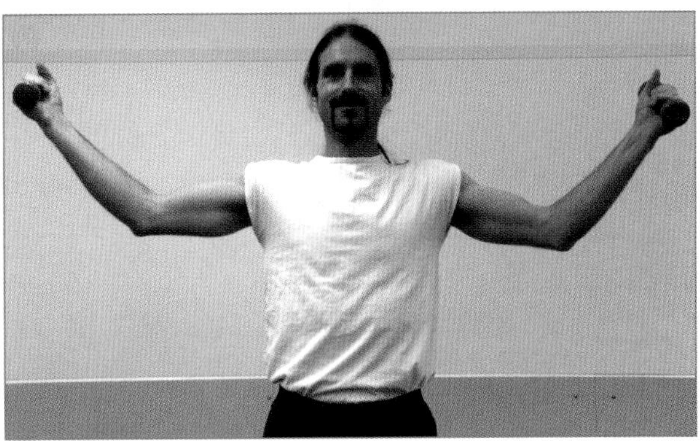

D4 – Crunches aus der Rückenlage heraus

Kräftigung der geraden und schrägen Bauchmuskulatur

⏲	10 Wiederholungen	
ASTE	Rückenlage	
	Beine	angewinkelt; Fersen aufgestellt
	Arme	parallel zum Rumpf auf der Unterlage; Handflächen nach unten
	Blickrichtung	zur Decke hin

Ablauf

Spannung in der Bauchmuskulatur aufbauen. Kopf und Schultern lösen sich vom Boden und heben sich maximal so weit ab, dass die Schulterblätter noch Kontakt mit der Unterlage haben. Gleichzeitig lösen sich die gestreckten Arme von der Unterlage und werden leicht in Richtung der Fersen geschoben. Danach langsam in die ASTE zurücksinken und Ablauf wiederholen.

Variationen

- Für die seitliche Bauchmuskulatur: laterales Schieben (nur ein Arm bewegt sich in Richtung Ferse, der andere wird in der Luft gehalten; Bilder 4 + 5).
- Während der Durchführung Beine angewinkelt in der Luft halten (Hüfte, Knie jeweils ca. 90°).
- Steigerung der Wiederholungen.

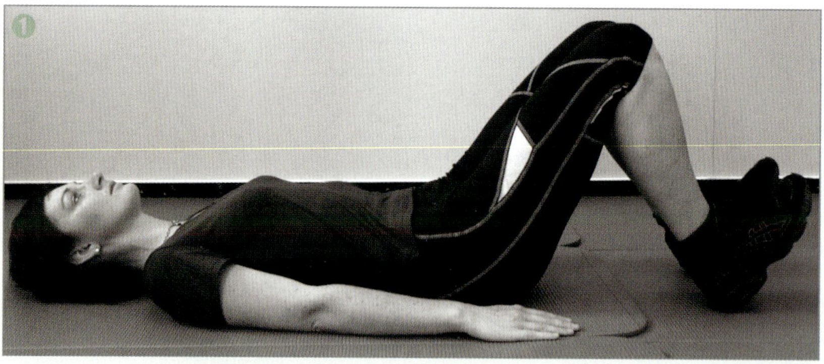

Empfehlung aus der Praxis

Es ist nicht notwendig, während der Durchführung den Oberkörper möglichst weit von der Unterlage zu lösen. Die Kraft entwickelt sich aus der gesamten Bauchmuskulatur und sorgt dafür, dass sich nur die Schulterblätter vom Boden nach oben bewegen. Zudem ist die richtige Atmung entscheidend für die Effektivität der Übung: Ausatmen während der Aufwärtsbewegung (bei der Muskelanspannung).

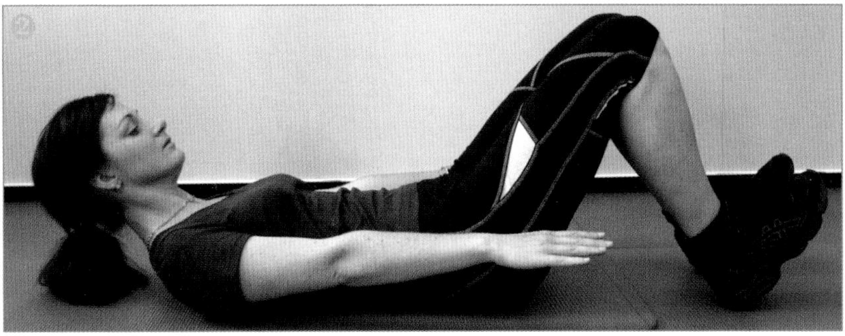
②

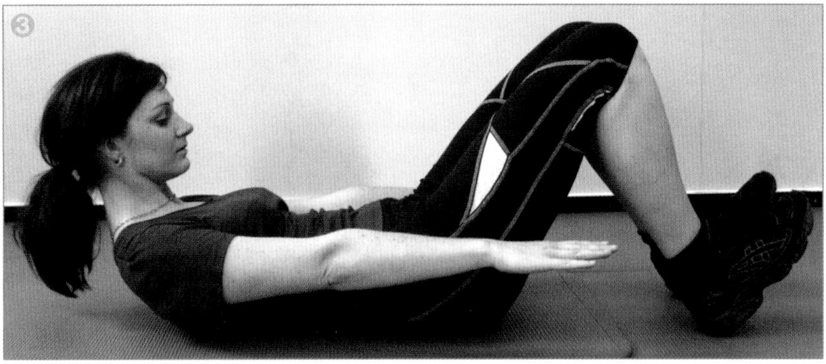
③

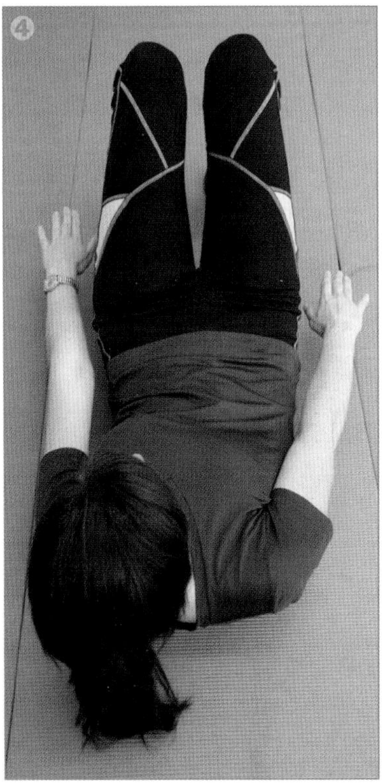
④

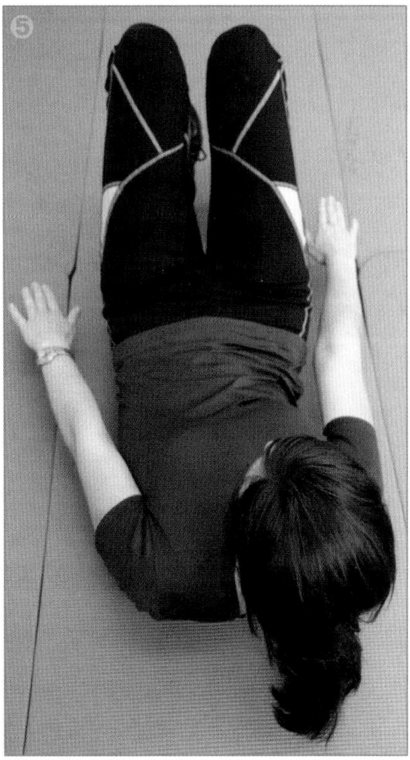
⑤

D5 – Sit-ups classic

Kräftigung der geraden Bauchmuskulatur

⏱	10 – 15 Wiederholungen
ASTE	Rückenlage **Beine** aufgestellt **Arme** in den Ellenbogen angewinkelt, Hände hinter dem Kopf entspannt abgelegt **Blickrichtung** zur Decke hin
Ablauf	Rumpfspannung aufbauen, Fersen aufstellen. Dann werden der Kopf (Unterstützung durch die Hände) und die Schultern nur so weit von der Unterlage angehoben, dass die untere Spitze des Schulterblattes noch Kontakt zur Matte hat. Danach, mit stabilisierend aktiver Bauchmuskulatur, langsames Absenken von Kopf und Schultern, ohne jedoch den Rumpf komplett auf der Unterlage abzulegen.
Variationen	▪ Steigerungen in erster Linie über Anzahl und Tempo der Durchführungen. ▪ Möglich ist auch ein sachtes, zwei- bis dreimaliges Nachwippen in der Endposition.

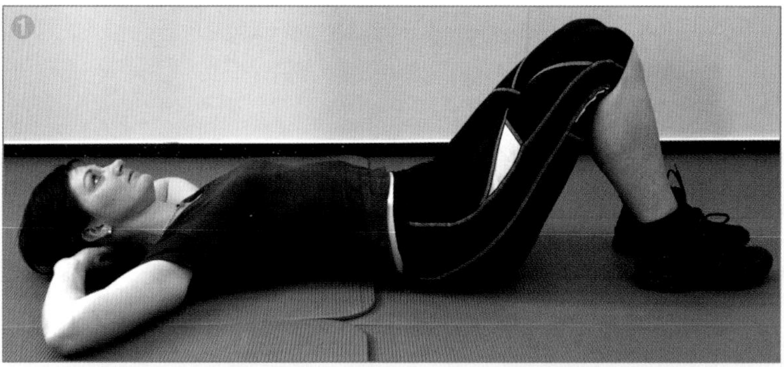

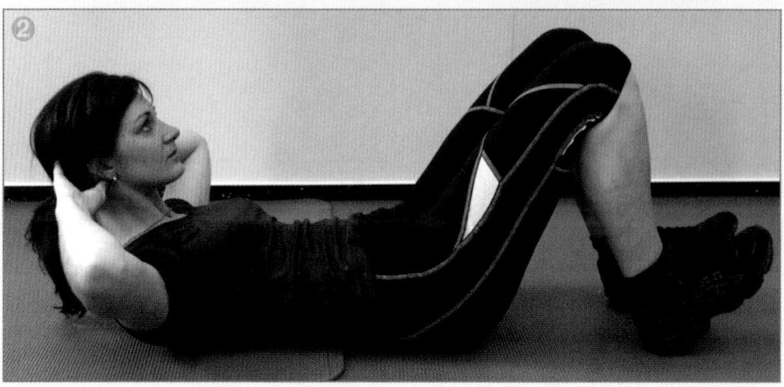

Empfehlung aus der Praxis

Sit-ups sind *die* klassische Bauchübung. Während der Durchführung muss auf drei Dinge besonders geachtet werden.

Erstens: Die Füße stehen nicht mit der planen Sohle, sondern mit aufgestellter Ferse auf der Unterlage.

Zweitens: Der Bereich der Lendenwirbel sollte während der Durchführung möglichst so auf der Matte liegen, dass sich keine flache Hand mehr darunter schieben lässt.

Drittens: Die Kopf-/Schulterpartie muss nicht so weit wie möglich angehoben werden. Ein weniger extremes, langsames, aber unter kontrollierter Bauchspannung erfolgtes Anheben hat einen ebenso nachhaltigen Effekt!

D6 – Beckenlift in Rückenlage

Kräftigung der unteren Rückenmuskulatur, der Gesäß- und hinteren Oberschenkelmuskulatur

⏱	Zwischen 10 – 15 Wiederholungen
ASTE	Rückenlage **Beine** angewinkelt, Fußsohlen stehen plan auf der Unterlage **Arme** parallel zum Rumpf auf der Unterlage; Handflächen nach unten **Blickrichtung** zur Decke hin
Ablauf	Aus der ASTE heraus wird bewusst Spannung im Rumpf und in den Gesäßmuskeln aufgebaut. Das Becken bewegt sich nun so weit nach oben, bis sich die Oberschenkel und der Rücken in einer geraden Linie zueinander befinden. Die Arme stabilisieren dabei den gesamten Oberkörper. Bei der Aufwärtsbewegung ausatmen. Aus der Endposition wieder zur Unterlage hin absinken und gleichzeitig einatmen. Diesen Ablauf 10 – 15 x wiederholen.
Variationen	▪ Bei der Nach-oben-Bewegung die Gesäßmuskulatur aktiv fest anspannen. ▪ Steigerung der Wiederholungen. ▪ Fortgeschrittene Teilnehmer können in der Endposition jeweils ein Bein annähernd senkrecht in die Luft und es wieder zur Unterlage zurückführen (immer im Wechsel).

Empfehlung aus der Praxis

Ein bewusster und kontrollierter Atemrhythmus ist bei dieser Übung besonders wichtig. Die richtige Atmung unterstützt die angestrebte Grundspannung im Rumpf. Bei der Variante für Fortgeschrittene ist die Qualität der Übung entscheidend. Eine langsame, saubere Ausführung ist wichtiger als viele Wiederholungen!

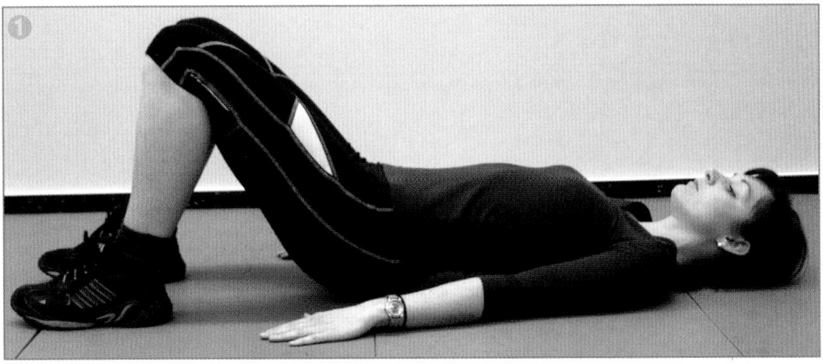

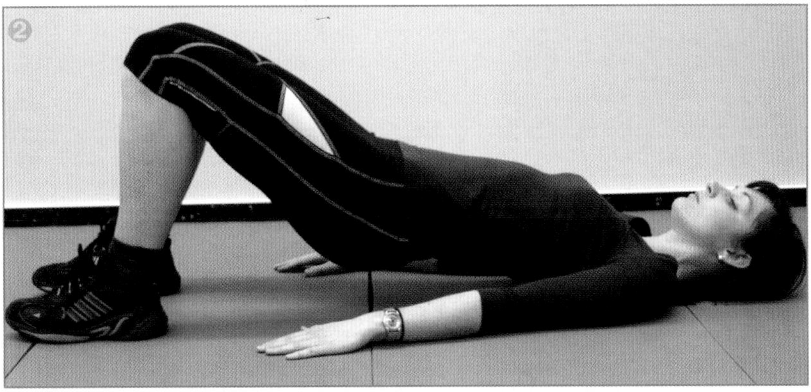

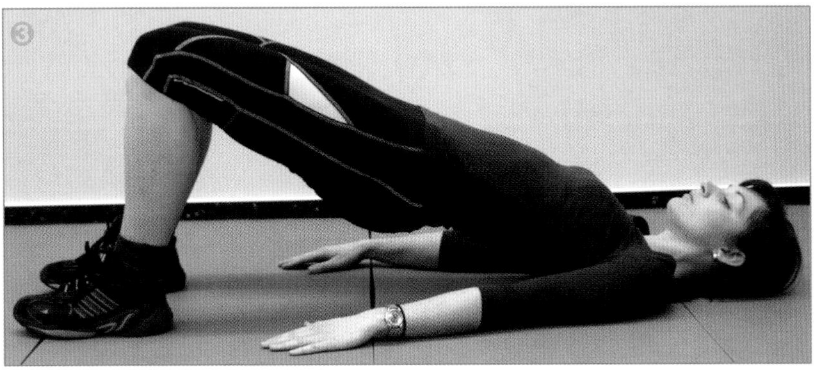

D7 – Ein gestrecktes Bein in Seitlage anheben

Kräftigung der Abduktoren und der Gesäßmuskulatur

⌚	10 – 15 Wiederholungen pro Seite	
ASTE	Seitlage	
	Beine	parallel aufeinander abgelegt auf der Unterlage
	Arme	rechter Arm ausgestreckt auf der Unterlage; linker Arm angewinkelt vor dem Oberkörper abgestützt; beide Handflächen liegen plan auf der Unterlage
	Oberkörper	auf der Unterlage in Seitlage; der Kopf liegt auf dem rechten Oberarm
	Blickrichtung	nach vorne
Ablauf	Aus der stabilen ASTE heraus wird das linke Bein im gestreckten Zustand zur Decke hin bewegt und wieder bis kurz vor die ASTE zurückgeführt. Während der Durchführung sollte im gesamten Rumpf eine spürbare Grundspannung vorhanden sein (verbesserte Stabilisation). Diese Bewegungsabfolge 10 – 15 x wiederholen, dann über die ASTE zurück die Haltung auflösen und die Seite wechseln.	

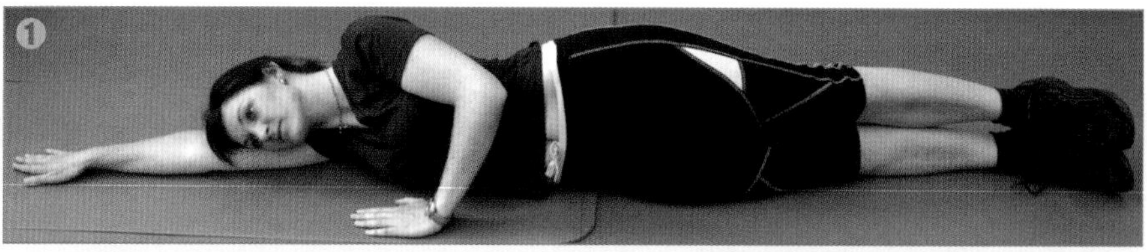

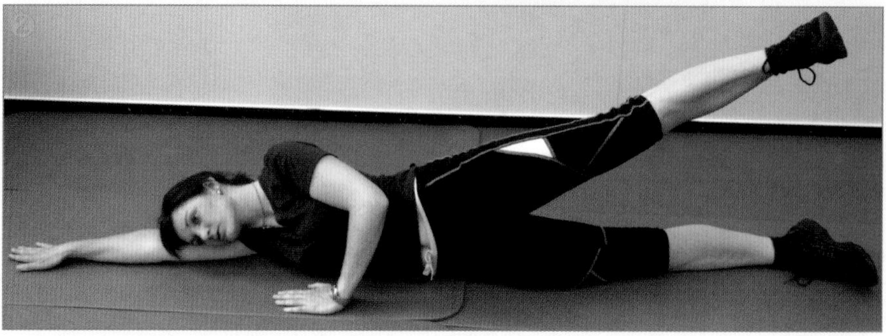

Variationen

- Das bewegte Bein im Hüftgelenk während der Durchführung dezent nach innen oder außen gedreht halten (Beanspruchung der Muskulatur auf unterschiedliche Weise).
- Steigerung der Bewegungsabfolgen.
- Fortgeschrittene Teilnehmer können die Bewegung gegen einen regulierbaren Widerstand ausführen (Theraband oder Aerobic Tube oberhalb der Fersen verwenden).

Empfehlung aus der Praxis

Bei dieser Übung ist eine stabile und saubere Ausgangsstellung wichtig. Der ganze Körper bildet eine gerade Linie. Es sollte kein Knick in der Hüfte entstehen. Während der Nach-oben-Bewegung des aktiven Beines ausatmen, beim Absinken einatmen! Auf Kontraindikationen im Hüftgelenk achten!

D8 – Kräftigungsserie – unterer Rücken

⏱	10 Wiederholungen
ASTE	Der Teilnehmer liegt auf der Matte, die Stirn auf den übereinandergelegten Händen, die Beine locker ausgestreckt.
Ablauf	Körperspannung aufbauen. Hände beidseitig hinter den Kopf nehmen. Während sich Kopf und Schultergürtel von der Unterlage abheben, bleiben die mittlere Rumpfpartie und die Beine am Boden.
Variationen	▪ Sind über die Anzahl der Wiederholungen und das Tempo der Ausführung möglich (mehr und langsam = anstrengender). ▪ Der Teilnehmer lässt seine Stirn, wie in der Ausgangsstellung, auf den übereinandergelegten Händen und hebt so den Oberkörper mehrmals von der Unterlage ab (Bild 3) . ▪ Der Oberkörper wird wie in den oben beschriebenen Übungen rhythmisch von der Unterlage gehoben, die Arme sind dabei jedoch in U-Stellung neben dem Kopf positioniert (Bild 4). ▪ „Trockenschwimmen"; mit von der Unterlage abgehobenem Oberkörper werden mit den Armen Schwimmbewegungen (Brustschwimmen) ausgeführt (ohne Abbildung).

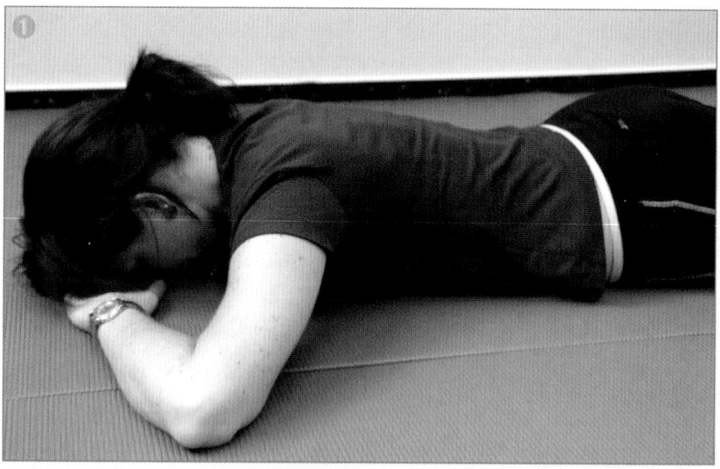

Empfehlung aus der Praxis

Die Rückenübungen sollten unbedingt erst dann ausgeführt werden, wenn der gesamte Muskelapparat schon sehr gut aufgewärmt ist. Augenmerk auf eine fließende – nicht ruckartige – Ausführung der Übung legen.
Außerdem muss vor allem bei untrainierten Teilnehmern darauf geachtet werden, dass sie sich anfangs nicht überfordern, da es zu schmerzhaften Verspannungen bzw. Zerrungen im Rücken kommen kann!

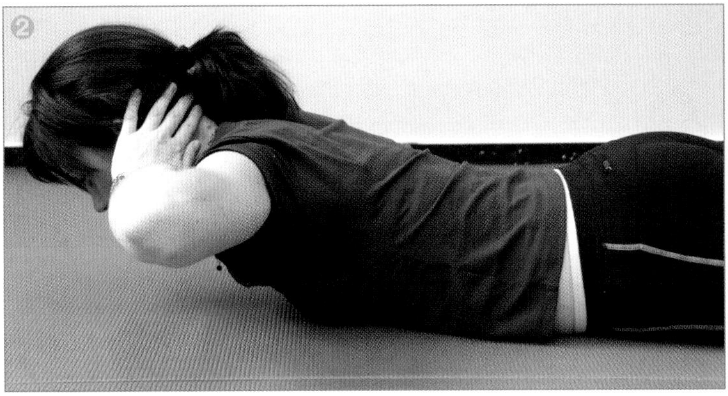
❷

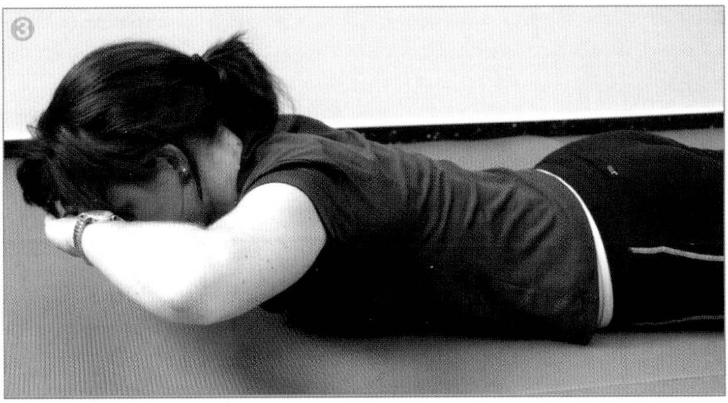
❸

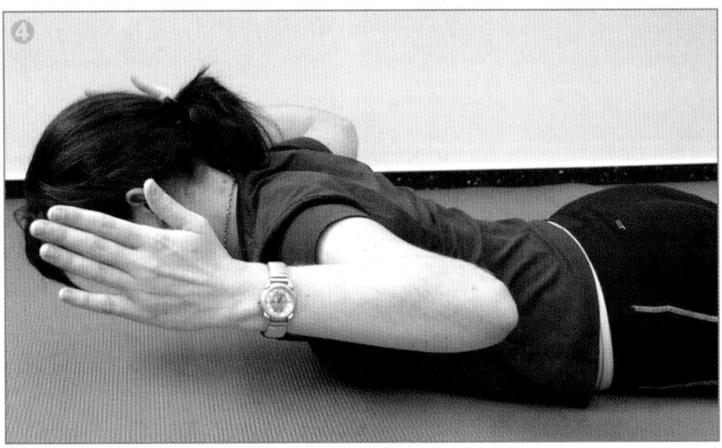
❹

D9 – Kräftigung – oberer Rücken

⏱	10 Wiederholungen
ASTE	Der Teilnehmer liegt auf der Matte, die Arme liegen entspannt neben dem Körper.
Ablauf	Aufbau der Körperspannung. Hände liegen in U-Form neben dem Kopf. Während sich Kopf und Schultergürtel von der Unterlage abheben, bleiben die mittlere Rumpfpartie und die Beine (Spannung vor allem im Po und in den Oberschenkeln) am Boden. Die Arme werden nun wechselweise nach vorn ausgestreckt.
Variationen	▪ Sind über die Anzahl der Wiederholungen und das Tempo der Ausführung machbar (mehr und langsam = anstrengend). ▪ Während der Durchführung werden die Beine leicht von der Unterlage abgehoben.

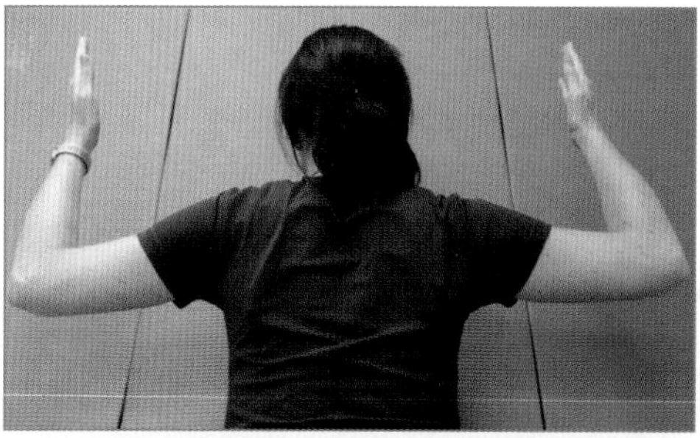

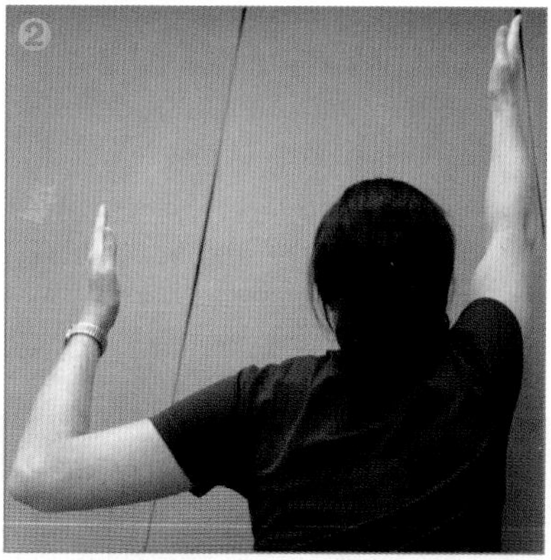

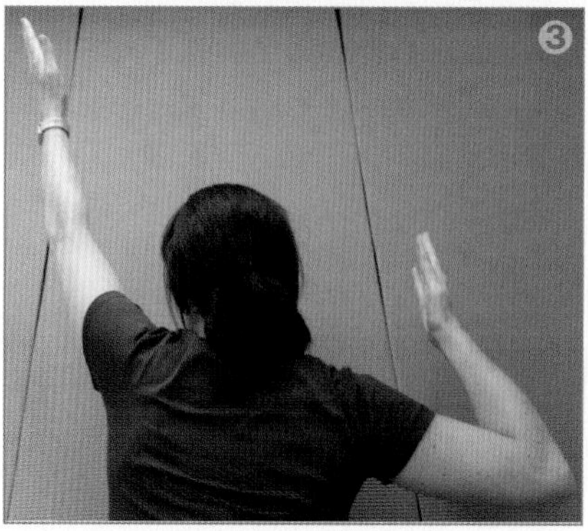

Empfehlung aus der Praxis

Die Rückenübungen sollten unbedingt erst dann ausgeführt werden, wenn der gesamte Muskelapparat schon sehr gut aufgewärmt ist. Augenmerk auf eine fließende – nicht ruckartige – Ausführung der Übung legen.

Außerdem muss vor allem bei untrainierten Teilnehmern darauf geachtet werden, dass sie sich anfangs nicht überfordern, da es zu schmerzhaften Verspannungen bzw. Zerrungen im Rücken kommen kann.

D10 – Kräftigung – unterer Rücken

⏲	30 – 45 Sekunden; 4 – 5 Wiederholungen
ASTE	Der Teilnehmer kniet mit aufrechtem Oberkörper/Rumpf auf der Matte. Die Arme sind über der Brust gekreuzt.
Ablauf	Körperspannung aufbauen. Bei geradem Rücken langsames Absenken des Oberkörpers bis zu einem ungefähren 90°- Winkel von Oberkörper zu den Oberschenkeln. Anschließend wieder langsames/kontrolliertes Aufrichten des Oberkörpers.
Variationen	▪ Die Hände werden in der Variation nicht über der Brust gekreuzt; die Ellenbogen zeigen nach außen. Unterarme sind zum Rumpf hin abgewinkelt. Die Fingerspitzen berühren die Schultern (Deltoideus). ▪ Während der Durchführung werden die Füße leicht von der Unterlage abgehoben.

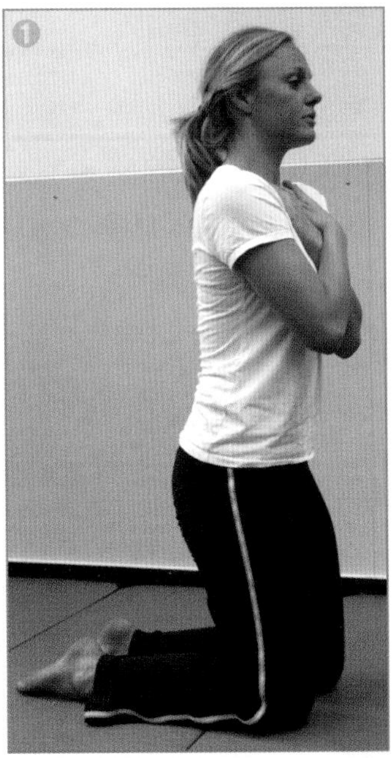

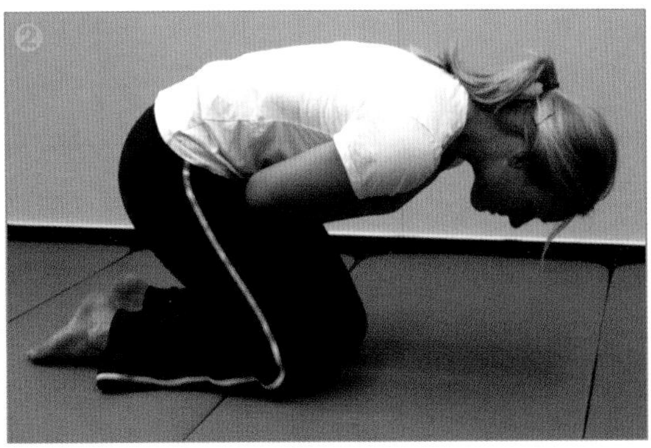

Empfehlung aus der Praxis

Eine relativ anstrengende Übung, die eine stabile Rumpfmuskulatur erfordert und in der Basisausführung vor allem die untere Rückenpartie beansprucht.
Die Variante mit von der Unterlage abgehobenen Füßen ist nur für geübte und fitte Patienten geeignet.

D11 – Hammer und Schere

Kräftigung – Schultern und oberer Rücken

⏲	30 – 45 Sekunden	
ASTE	**Beine**	schulterbreiter Stand
	Arme	nach vorne ausgestreckt, Hände zur Faust geballt
	Oberkörper	gerade aufgerichtet, adäquate Rumpfspannung
	Blickrichtung	geradeaus

ABLAUF

Die gestreckten Arme werden bei geradem Rücken in eine rhythmisch fließende und nicht zu schnelle vertikale „Scherenbewegung" versetzt, d. h., die Hände werden gestreckt flach im ständigen Wechsel zwischen „oberem" und „unterem" Arm übereinander geführt.

Variationen

- Steigerungen sind über die Verlängerung des zeitlichen Intervalls möglich.
- Die Hände werden im gestreckten Zustand mit geballten Fäusten nebeneinander auf und ab geführt (hämmernde, horizontale Bewegung Bilder 3 + 4).

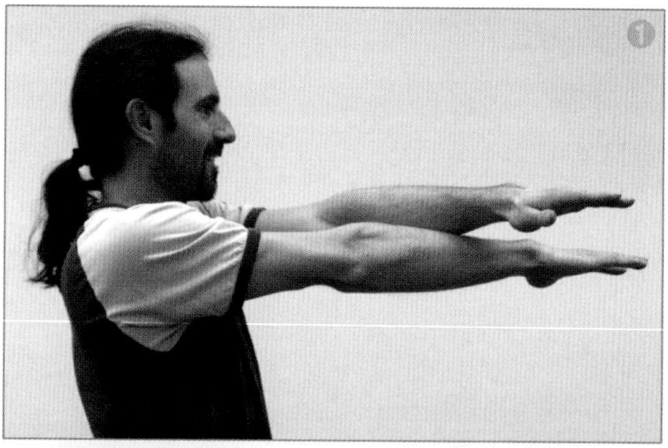

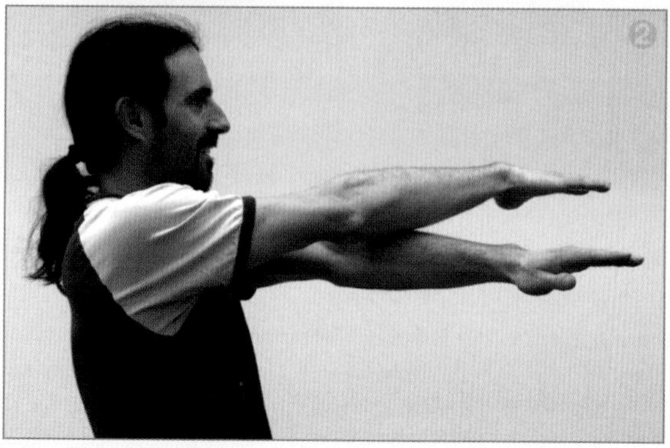

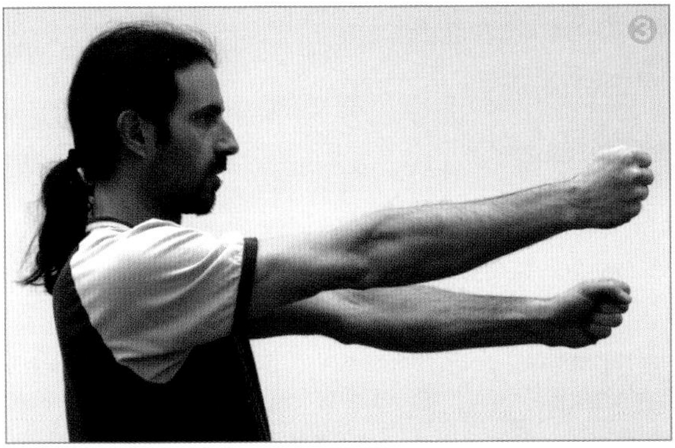

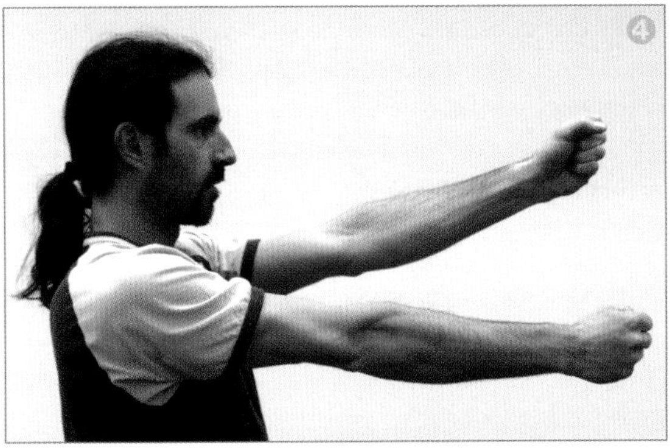

Empfehlung aus der Praxis

Die zu Beginn leicht durchzuführende Übung wird für die meisten Teilnehmer rasch schmerzhaft (dabei ist die horizontale Variante etwas anstrengender). Um eine Überforderung zu vermeiden, sollte der Anleiter besonders aufmerksam für die Hinweise der Teilnehmer auf beginnenden körperlichen Stress sein.
Wichtig: Der Anleiter sollte immer darauf achten, dass die Übung mit geradem Rücken und unter Vermeidung von Ausweichbewegungen durchgeführt wird!

D12 – Kräftigung – Trizeps und Rücken mithilfe des Therabandes

⏱	5 – 10 Wiederholungen
ASTE	Weite Schrittstellung, dabei fixiert der nach hinten gestellte Fuß das zur Schlaufe gelegte Theraband am Boden. Die beiden Enden des gestrafften Bandes werden hinter dem Kopf gefasst.
Hilfsmittel	Theraband
Ablauf	Beide Hände ziehen das Band in einer kontrollierten, fließenden Bewegung über den Kopf, bis die Arme gestreckt sind. Anschließend – ebenfalls wieder bewusst und langsam gegen den Widerstand des Therabandes – zurück in die Ausgangsstellung gehen. Achtung: Beine bleiben in der ASTE-Schrittstellung und werden in keiner Phase der Übung gestreckt.
Variationen	■ Steigerungen in erster Linie über die Anzahl der Durchführungen. ■ Therabänder sind hinsichtlich ihrer Dehnbarkeit in verschiedenen Ausführungen im Angebot und erleichtern/erschweren die Durchführung der Übung entsprechend.

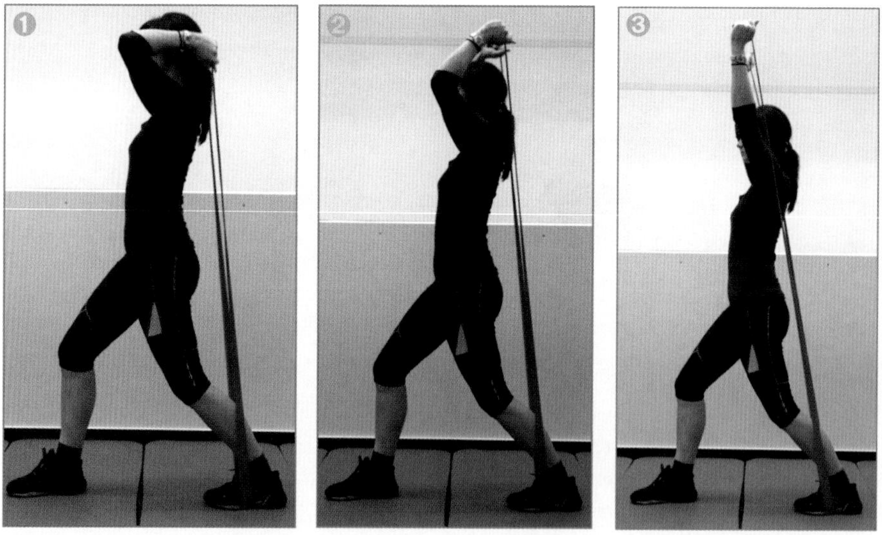

Empfehlung aus der Praxis

Eine Übung, die vor allem den Trizeps und Bereiche der Rückenmuskulatur stärkt. Während der Durchführung wird aber der gesamte Muskelapparat aktiviert, da eine anhaltend stabile Grundspannung Voraussetzung für das Gelingen der Abläufe ist.

D13 – Kräftigung – Trizeps und Rücken mithilfe kleiner Hanteln

⌚	8 – 10 Wiederholungen
ASTE	Schrittstellung, Arme hängen locker nach unten. Oberkörper ist aufgerichtet.
Hilfsmittel	Kleine Hanteln (ca. 1 – 1,5 kg)
Ablauf	Die Arme werden durchgestreckt und bei geradem Rücken und stabiler Rumpfspannung langsam gleichzeitig nach hinten geführt. In dieser Position ca. 10 Sekunden die Spannung halten, dann wieder zurück in die ASTE führen.
Variationen	▪ Steigerungen in erster Linie über die Anzahl der Durchführungen. ▪ Natürlich sind auch schwerere Hanteln denkbar, dabei ist der Belastungs- und Trainingszustand des Teilnehmers der einzige relevante Maßstab.

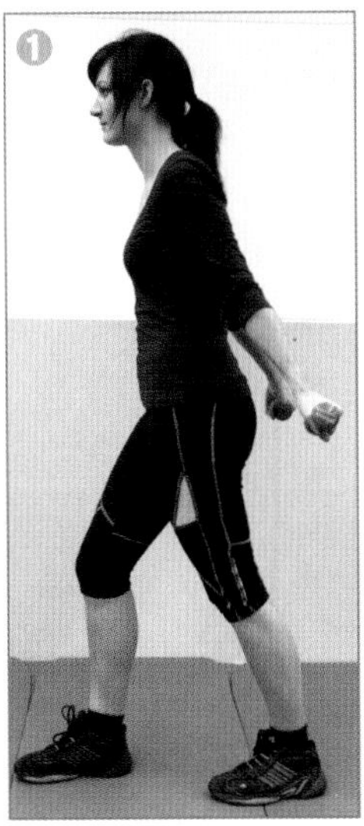

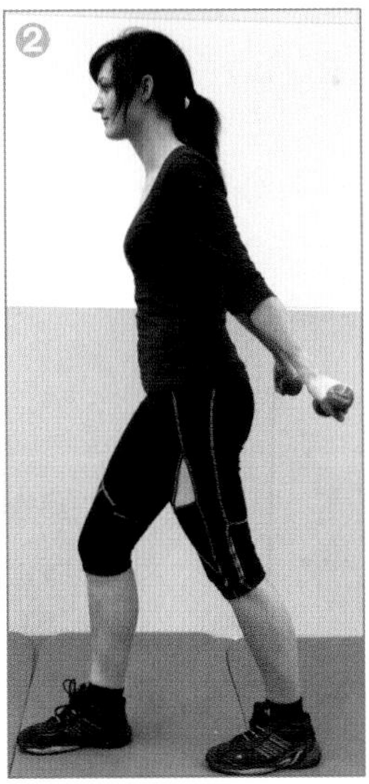

Empfehlung aus der Praxis

Eine einfache und eigentlich jedem Teilnehmer zumutbare Übung. Statt der Hanteln können auch andere ungefähr gleich schwere Gegenstände (mit Wasser gefüllte Flaschen etc.) benutzt werden!

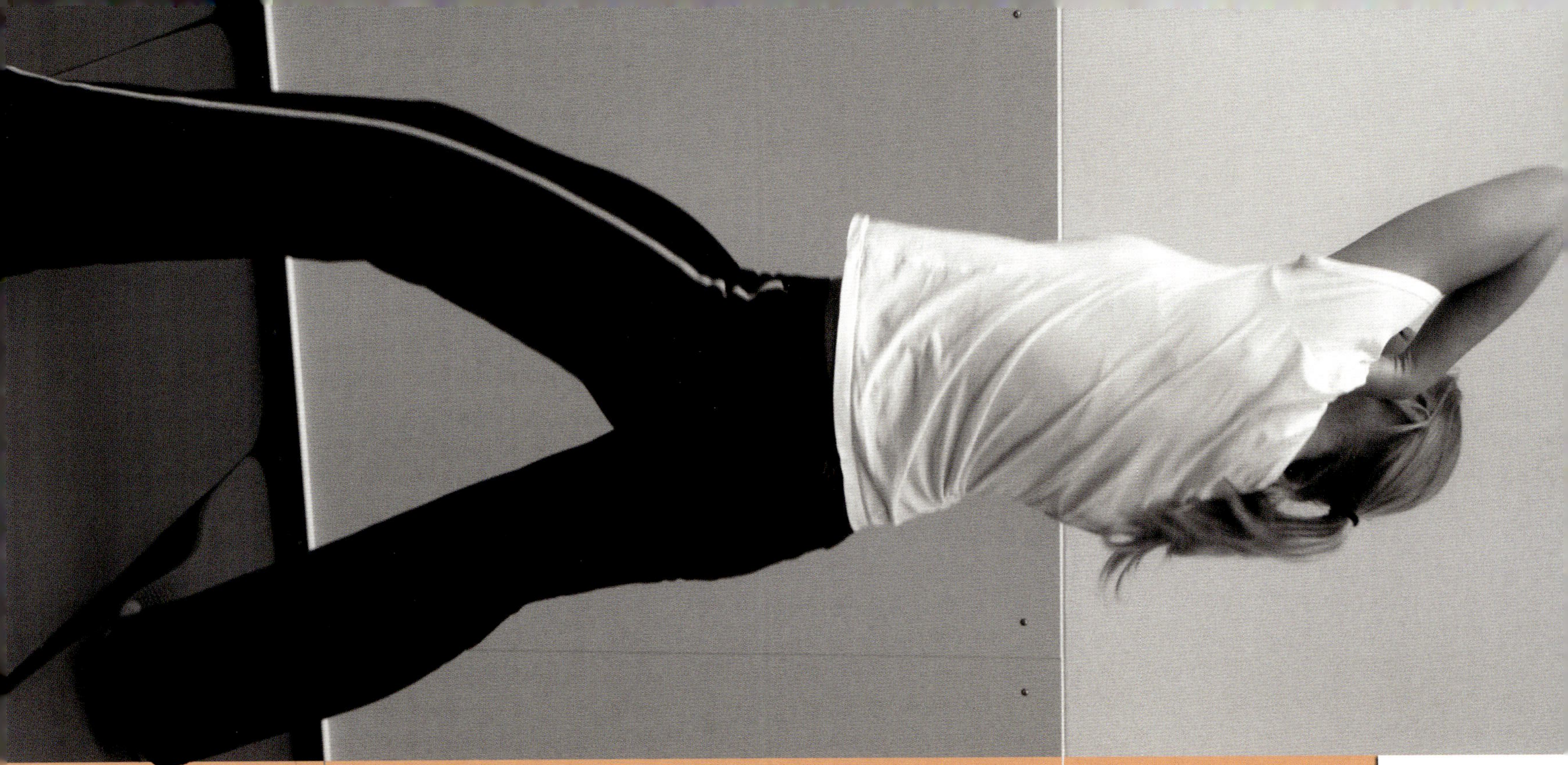

PRAXIS – SCHWERPUNKT II

Einzelübungen - Elemente aus dem Kickboxtraining

Kibo-Einzelübungen – Elemente aus dem Kickboxtraining

Viele Teilnehmer müssen sich überwinden, um an einem Übungsblock, der sich in wesentlichen Teilen auch aus den Trainingsinhalten von Kickboxern zusammensetzt, teilzunehmen. Dies resultiert vor allem aus den dabei benutzten Begriffen wie „Boxen", „Kicken", „Schlagen". Begriffe, die im Allgemeinen negativ besetzt sind und die nicht wenigen Teilnehmern als bedrohlich erscheinen.

Gründe dafür gibt es viele. In der modernen Erziehung ist es beispielsweise nicht üblich, Aggression als ein zum Menschen gehörendes Persönlichkeitsmerkmal zu akzeptieren. Vor allem Frauen neigen dazu, aggressive Impulse und Ausdrucksformen zu vermeiden oder sogar prinzipiell zu unterdrücken. In der PM geht es darum, auch den aggressiven Anteil der Persönlichkeit zu akzeptieren, ihm in adäquater Form Raum zu geben, um ihn dadurch zu kontrollieren und letztendlich seine destruktive Kraft zu nehmen.

Die wichtigste Aufgabe des Therapeuten besteht daher zu Beginn des Therapieblocks darin, die Begriffe zu klären und zu relativieren. Die Inhalte aus dem Boxtraining sollen natürlich nicht dazu dienen, sich für den Straßenkampf zu stählen, sondern eine innere Haltung ermöglichen, die dazu führt, sich in Konfliktsituationen „wehrhaft" zu fühlen.

E1 – Linke Gerade

⏱	1 – 2 Minuten
ASTE	AS05 – KIBO-Grundstellung (Rechtshänder)
Ablauf	*Phase 1:* Aus der Grundstellung heraus lockere linke Gerade (geringe Dynamik), mit dem Schlag Gewichtsverlagerung auf das linke vordere Bein. Anschließend zurück in die Grundstellung. *Phase 2:* Steigerung der Dynamik, erhöhter Krafteinsatz. *Phase 3:* Schnelle, starke Gerade (hohe Dynamik mit geballter Faust).
Variationen	▪ Schnellere Schlagfolgen.

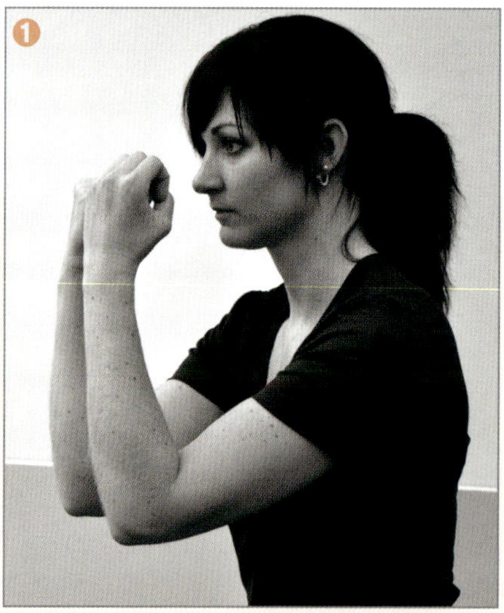

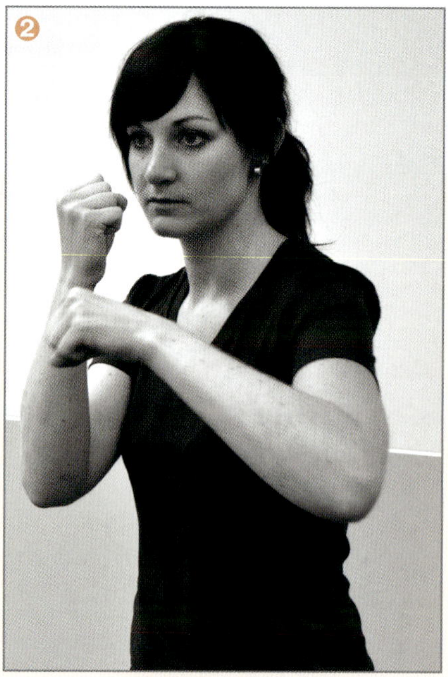

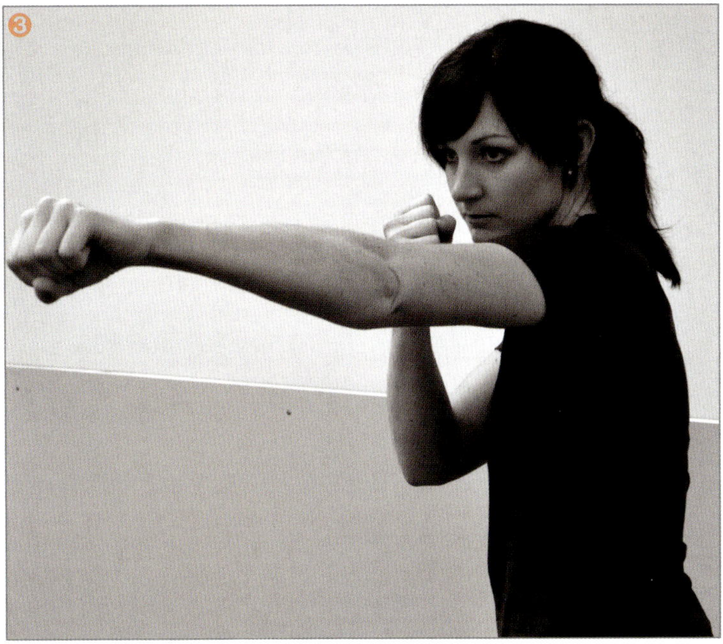

Empfehlung aus der Praxis

„Locker" heißt locker! Leichte, tänzerische Bewegungen, die Fäuste sind geschlossen, aber noch nicht geballt. Es ist wichtig, dass der Teilnehmer die Dynamik bewusst und kontrolliert steigert. Eine wichtige Rolle spielt dabei die Atmung. Jeder Schlag wird durch einen kräftigen, gut hörbaren Atemstoß begleitet.

E2 – Rechte Gerade

⏱	1 – 2 Minuten
ASTE	AS05 – KIBO-Grundstellung (Rechtshänder)
Ablauf	*Phase 1:* Aus der Grundstellung heraus lockere rechte Gerade (geringe Dynamik), mit dem Schlag Gewichtsverlagerung auf das linke vordere Bein. Die rechte Ferse löst sich mit dem Schlag vom Boden ab. Die Dynamik der rechten Geraden resultiert aus einer kontrollierten Hüftdrehung (Rumpfrotation). Anschließend zurück in die Grundstellung. *Phase 2:* Steigerung der Dynamik, schnellere Hüftdrehung, erhöhter Krafteinsatz. *Phase 3:* Schnelle, starke Gerade (sehr hohe Dynamik mit geballter Faust).
Variationen	▪ Schnellere Schlagfolgen. ▪ Kombination linke, rechte Gerade.

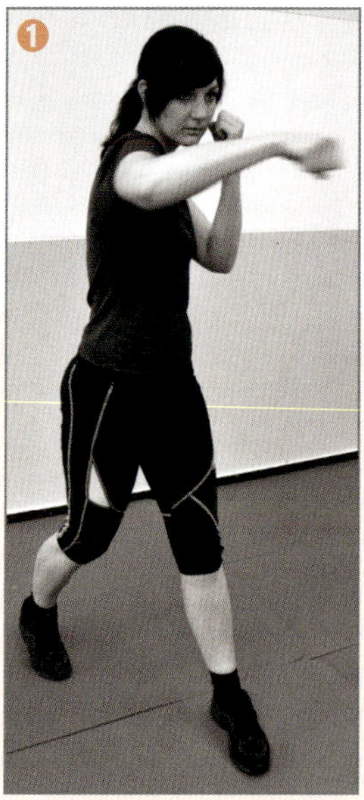

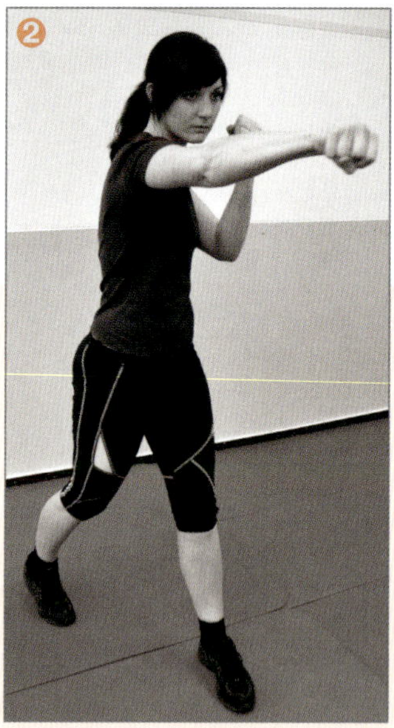

Empfehlung aus der Praxis

Siehe auch „Linke Gerade". Bei der Variante „Kombination der linken und rechten Geraden" liegt der Fokus wiederum auf der sorgfältigen Durchführung. Die Kombination linke – rechte Gerade ist hierbei als Einheit zu betrachten und durchzuführen!

E3 – Aufwärtshaken

	1 Minute
ASTE	AS05 – KIBO-Grundstellung (Rechtshänder)
Ablauf	Aus der Grundstellung heraus wird die Faust von unten mit einer sehr kurzen Ausholbewegung dicht am Körper dynamisch nach oben geführt. Der Schwung/die Kraft des Schlages resultiert aus einer lockeren, aber kontrollierten Hüftdrehung.
Variationen	■ Wuchtigere Ausführung des Aufwärtshakens. ■ Kombination: linker – rechter Aufwärtshaken.

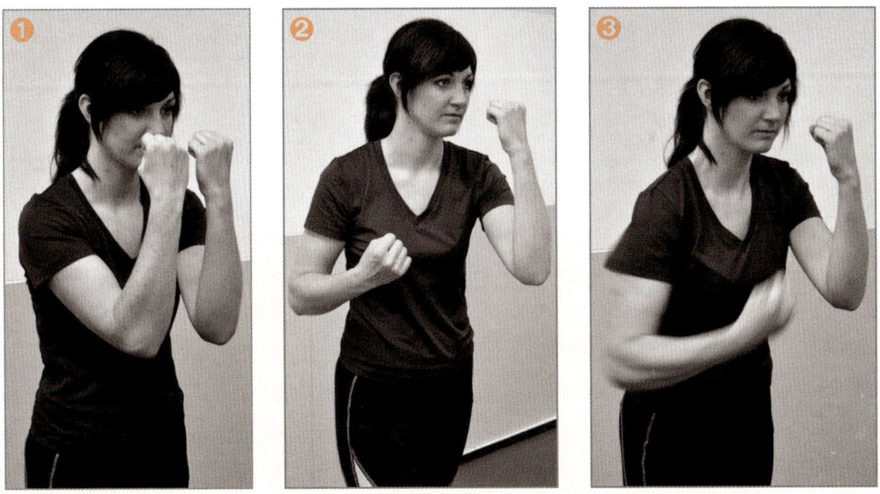

Empfehlung aus der Praxis

Der Aufwärtshaken erfordert bereits ein relativ hohes Maß an Körpergefühl und die Fähigkeit, koordinierte und geschmeidige Abläufe zu produzieren. Wichtig: Die Übung sollte nur in gut aufgewärmtem Zustand absolviert werden.

E4 – Dynamischer Ellenbogen

⏱	1 Minute
ASTE	AS06 – Grundstellung Block (Rechtshänder)
Ablauf	Der linke Ellenbogen wird aus der kompakten Grundstellung heraus in Schulterhöhe mit Schwung nach vorne bewegt (starke Drehung in der Hüfte). Die Bewegung endet kontrolliert, wenn der Ellenbogen sich ungefähr in Höhe der eigenen Stirn befindet. Dann den Arm in die Ausgangsstellung zurückführen.
Variationen	▪ Wuchtigere Ausführung. ▪ Kombination rechter – linker Ellenbogen.

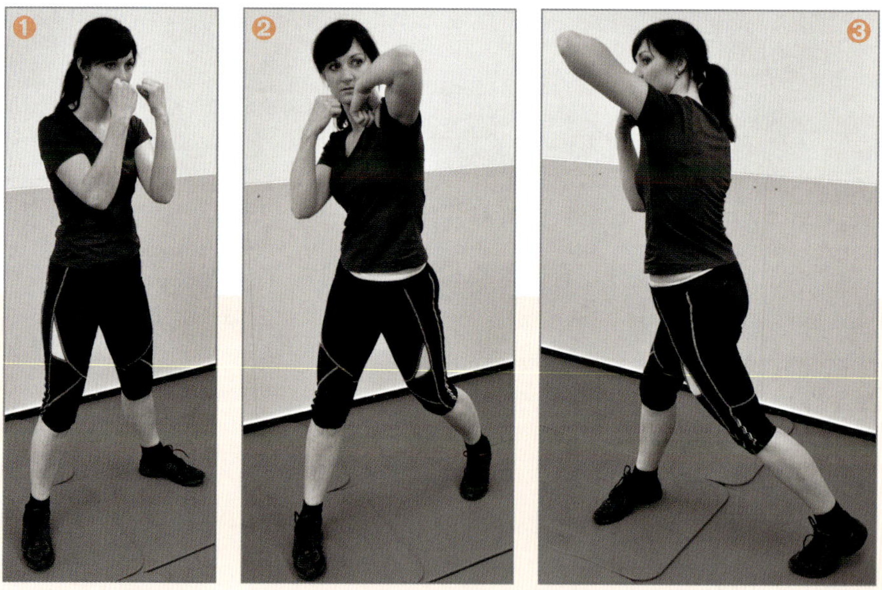

Empfehlung aus der Praxis
Die Drehung in der Hüfte ist beim „Dynamischen Ellenbogen" extrem. Deswegen sind eine sehr sorgfältige Vorbereitung und eine anfangs behutsame Durchführung der Übung wichtig.
Achtung: Der Ellenbogen darf niemals (auch nicht spaßeshalber) zum Schlagen auf ein ungeschütztes Körperteil benutzt werden! Bei Partnerübungen immer Pratzen verwenden!

E5 – Kopfhaken

	1 Minute
ASTE	AS05 – KIBO-Grundstellung (Rechtshänder)
Ablauf	*Phase 1:* Aus der ASTE heraus wird die Schlaghand von außen in Kopfhöhe dynamisch zur Mitte geführt. Dort wird der Schlag kontrolliert in Augenhöhe gestoppt. *Phase 2:* Rückführung in die Ausgangsstellung.
Variationen	■ Erhöhung der Schlagfrequenz und Intensität. ■ Links – rechts Kombination.

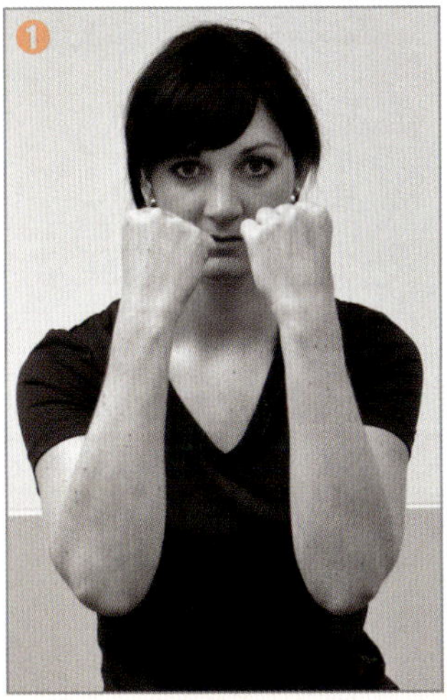

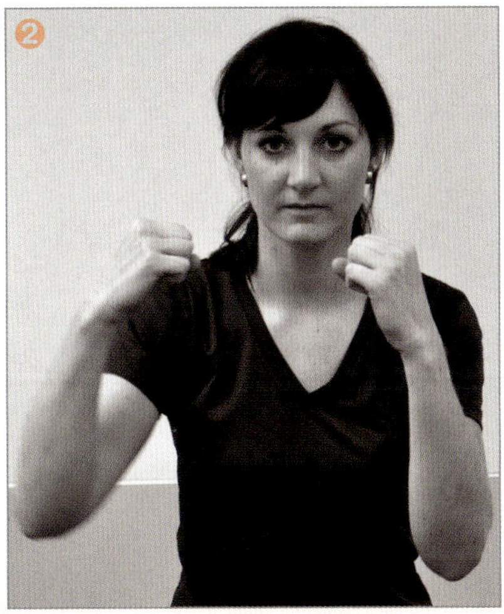

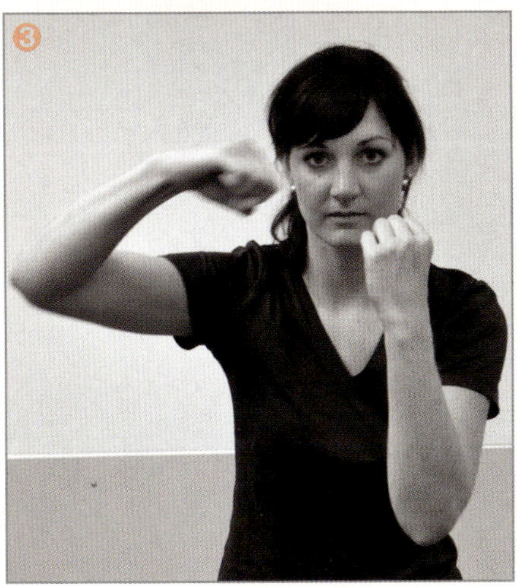

Empfehlung aus der Praxis

Die Schlagvariante „Kopfhaken" definiert sich vor allem über die von der Seite kommende Schlagbewegung. Der zur „schlagenden" Hand gehörende Ellenbogen muss sich in der Endphase der Bewegung auf Schulterhöhe befinden.
Wichtig: Der „Schlag" sollte nicht sofort mit voller Intensität durchgeführt werden. Lassen Sie dem Teilnehmer Zeit, sich über den Bewegungsablauf klar zu werden.

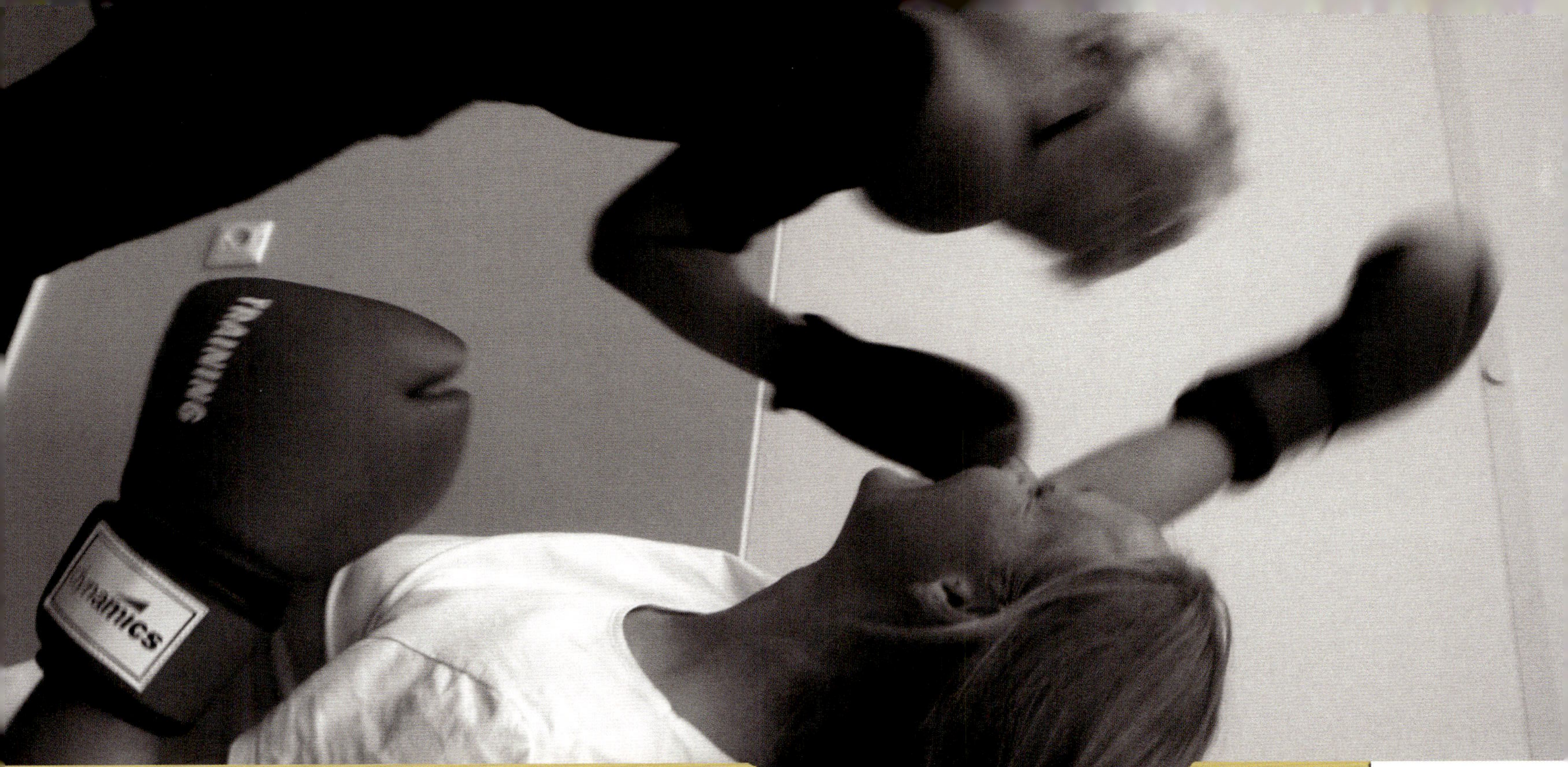

PRAXIS - SCHWERPUNKT

Partnerübungen - Elemente aus dem Kickboxtraining

Kibo-Partnerübungen – Elemente aus dem Kickboxtraining

Alle Partnerübungen, die unter dem erweiterten Überbegriff „Kick-Boxen" stattfinden, können natürlich nur mit Teilnehmern gemacht werden, die sich gut kennen und einander vertrauen bzw. unter der Assistenz eines Coaches/Übungsleiters/Therapeuten stattfinden, dem die Klienten vertrauen.
Nicht nur für Klienten mit einem psychiatrischen Krankheitsbild ist es schwierig, die teilweise aggressiv wirkende Situation auszuhalten. Immerhin stehen sich die Beteiligten in einer „Zweikampfsituation" Auge in Auge gegenüber – ein Rollenspiel, das auch ein Mindestmaß an aggressiver Ausstrahlung erfordert.
Bestandteil der Übung ist es schließlich nicht nur „so zu tun", sondern sich auch „so zu fühlen". Menschen, die schlagen, sind in diesem Moment in gewissem Maße aggressiv. Der defensive Partner wird diese Aggressivität spüren und auf seine Art (durch Rückzug oder Widerstand) erwidern.
Trotzdem beinhalten beide Rollen – sowohl die des Schlagenden als auch die des sich Verteidigenden – wichtige Erfahrungen für die Teilnehmer:

- Es ist mir erlaubt, in einem definierten Rahmen aggressiv zu sein.
- Ich habe die Möglichkeit, aggressive Impulse und Wünsche auf adäquate und akzeptierte Art und Weise abzureagieren.
- Ich kann den emotionalen Druck der Situation ertragen und verfüge auch über die körperliche Stabilität, um dagegenzuhalten.

Um die Übung für alle Beteiligten erträglich zu gestalten, muss der Coach ein feines Gespür dafür entwickeln, wie viel Druck und Belastung den Teilnehmern momentan zugemutet werden kann. Außerdem ist – wie in jeder therapeutischen Situation – ein unbedingtes Grundvertrauen Voraussetzung, das allen Übenden körperliche Unversehrtheit und emotionalen Schutz garantiert.

Schwerpunkte nach ICF für die psychomotorische Behandlung von psychisch kranken Patienten bei Partnerübungen

Schwerpunkte im Bereich der Körperfunktionen

- Globale mentale Funktionen, wie psychosoziale Funktionen, Temperament und Persönlichkeit etc.
- Spezifische mentale Funktionen, wie Funktionen der Aufmerksamkeit, des Gedächtnisses, der Durchführung komplexer Bewegungshandlungen, der Selbstwahrnehmung etc.
- Vestibulärfunktionen
- Die Propriozeption betreffende Funktionen
- Funktionen der Gelenke und Knochen, wie Funktionen der Gelenkbeweglichkeit, der Gelenkstabilität etc.
- Funktionen der Muskelkraft
- Funktionen der Bewegung

Schwerpunkte im Bereich der Aktivität und Partizipation – Teilhabe

- Allgemeine Aufgaben und Anforderungen, wie „mit Stress umgehen"
- Kommunikation
- Allgemeine interpersonelle Interaktion

F1 – Pratzen – Links-Rechts-Cross (rechte Faust zur linken Pratze)

	10 Kombinationen (links – rechts)
ASTE	„Pratze" Beide Arme halten die Pratzen etwas über Schulterhöhe, leicht nach innen gedreht. Beine stehen nicht parallel, sondern in der KIBO-Grundstellung. Stabile Grundspannung im Rumpf!
ASTE	„Boxer" AS05 – KIBO-Grundstellung (Rechtshänder in Linksauslage)
Ablauf	*Phase 1:* Vorbereitung der Schlagkombination. Der „Boxer" übt langsam und noch ohne Power den Ablauf der Links-Rechts-Cross-Kombination und ermöglicht so dem Partner, sich auf die Schlagwirkung und den Rhythmus seines Gegenübers einzustellen. *Phase 2:* In dieser Phase kommen die Schläge härter und in rascherer Folge, ohne jedoch den Pratzenhalter in seinen Möglichkeiten zu überfordern. *Wichtig*: Die Anzahl der Schlagabfolgen muss klar vorgegeben sein. D. h., beide Partner müssen wissen, wie oft geschlagen und wie oft gegengehalten werden muss. Dies gilt auch für alle weiteren Partnerübungen.

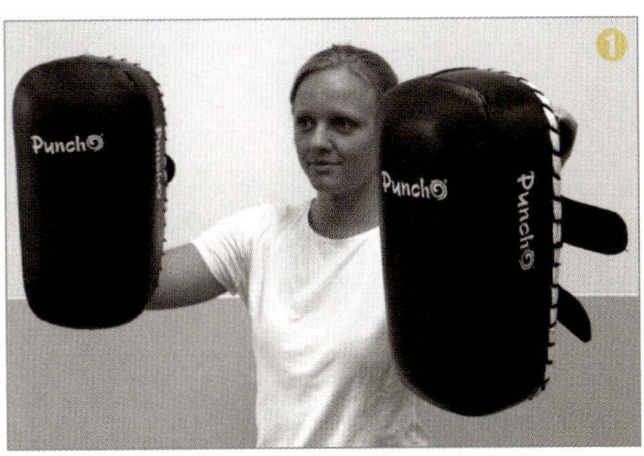

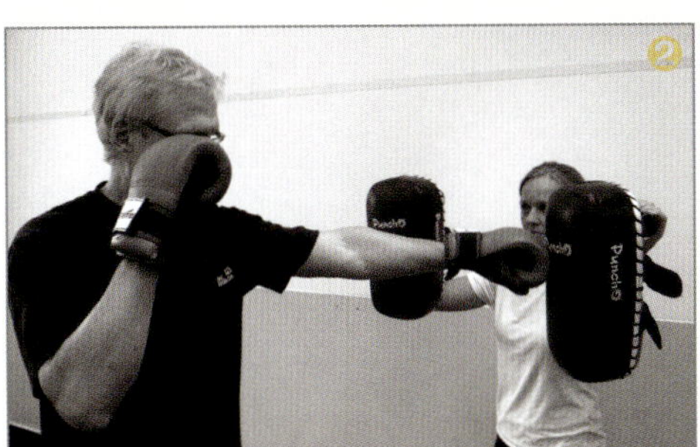

Variationen

- In erster Linie bestehen die Variationen in der Härte der Schläge. Um so sicherer sich die Beteiligten in der Situation fühlen, desto intensiver kann der Kontakt gestaltet werden.
- Der „Boxer" übt in der Vorwärtsbewegung Druck auf seinen Partner aus. Er treibt seinen „Gegner" sozusagen mit Links-Rechts-Kombinationen vor sich her.
  Dieser wiederum versucht in der Rückwärtsbewegung kontrolliert dagegenzuhalten.
- Anstatt in die Pratzen können die Crosspunches auch in die Handschuhe geschlagen werden. Der Kontakt wird dadurch noch direkter. Außerdem können der offensive und der defensive Part nach jeder Kombination wechseln, was wiederum die Anforderungen an die Aufmerksamkeit und motorische Präzision wesentlich erhöht (Bilder 2 + 3).

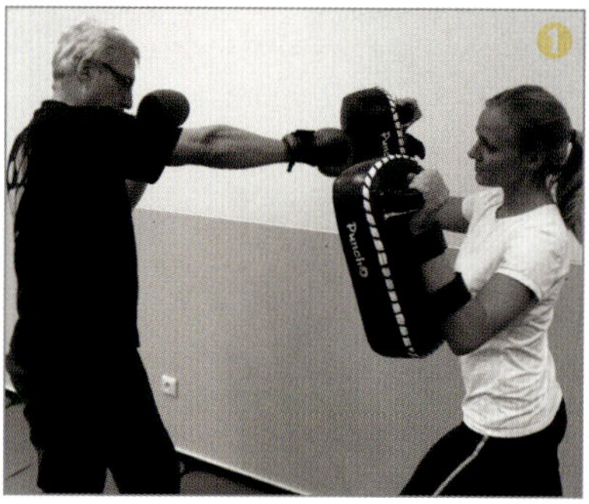

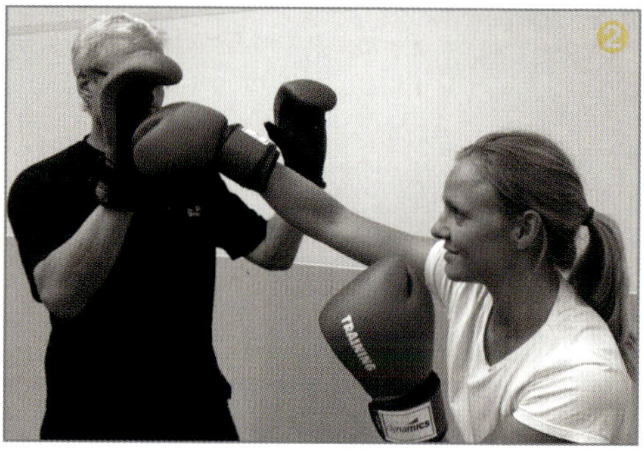

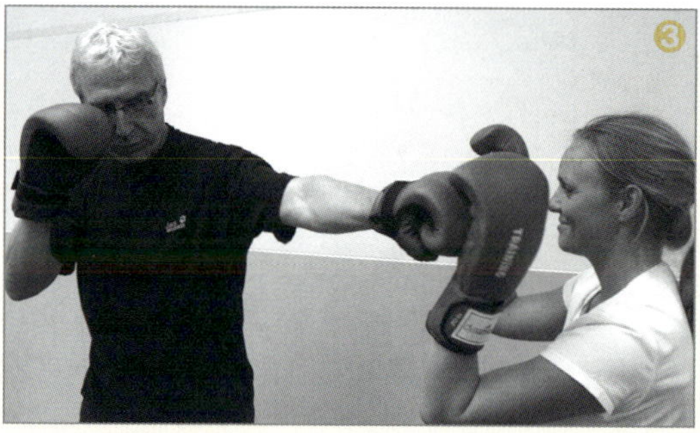

Empfehlung aus der Praxis

Die Atmung des Pratzenhalters ist in dieser Übung sehr wichtig. Er muss die Atmung des Gegenübers praktisch kopieren: Wenn der „Boxer" ausatmet und schlägt, sollte der Partner ebenfalls ausatmen und mittels erhöhter Rumpfspannung mit den Pratzen dagegenhalten. Nur so bietet er in dem Moment, in dem der Schlag auftrifft, ein solides und widerstandsfähiges Ziel.

F2 – Ellenbogenpunch mit Pratzen

	10 Wiederholungen
ASTE	„Pratze" Beide Arme halten die Pratzen etwas über Schulterhöhe, leicht nach innen gedreht. Die Beine stehen nicht parallel, sondern in der KIBO-Grundstellung. Stabile Grundspannung im Rumpf!
ASTE	„Boxer" AS05 – KIBO-Grundstellung (Rechtshänder in Linksauslage)
Ablauf	*Phase 1:* Vorbereitung der Schlagkombination. Der „Boxer" übt wieder langsam und noch ohne Power den Ablauf des Ellenbogenschlages. Er konzentriert sich zu Beginn auf eine Seite, z.B. mit rechts. *Phase 2:* Die Ellenbogen werden dynamisch – im späteren Verlauf mit ganzer Kraft – zur vom Partner gehaltenen Pratze geführt.
Variationen	▪ Variationen über die Dynamik der Schläge. ▪ Links-rechts Kombinationen.

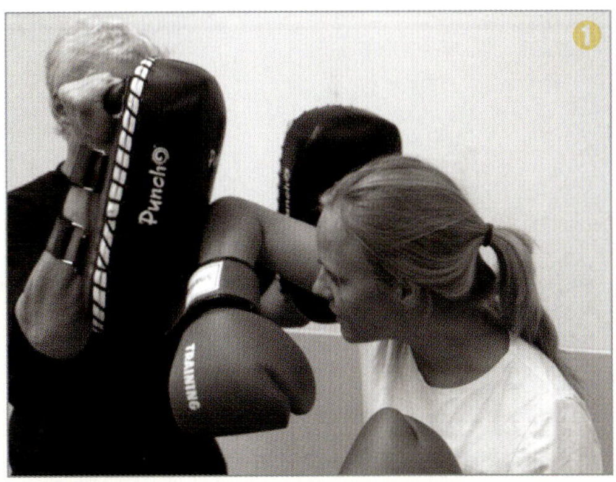

Empfehlung aus der Praxis

Ellenbogenschläge erfordern ein hohes Maß an Körperkontrolle, da die Übung mit einer starken Drehung in der Hüfte verbunden ist. Daher sind sorgfältige Einführung und langsames Üben wichtig, um die eigenen Grenzen bzw. Schmerzpunkte wahrzunehmen. Erst wenn der Teilnehmer sich im Ablauf sicher fühlt, kann der Schlag mit hoher Energie geführt werden.
Besonderes Augenmerk auf eventuelle Rücken- und Wirbelsäulenprobleme richten!

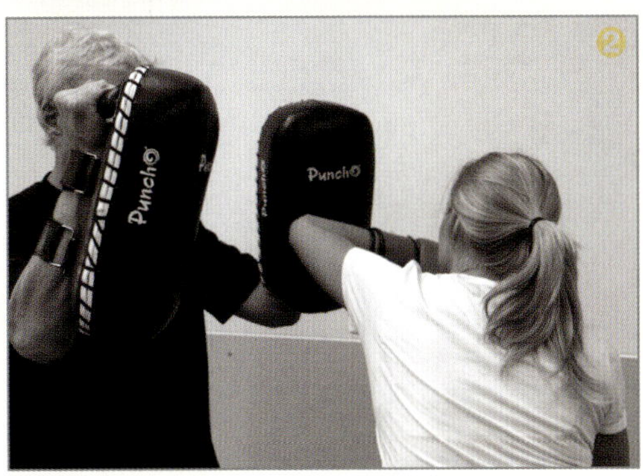

F3 – Kniestoß mit Pratzen

⏱	5 x pro Seite
ASTE	„Pratze" Beide Arme halten die Pratzen parallel/horizontal in Hüfthöhe vor dem Körper. Beine stehen in weiter und stabiler Schrittstellung. Rumpfspannung aufbauen.
ASTE	„Kicker" Arme in KIBO-Grundstellung, Beine stehen etwas extremer in Schrittstellung (um mit dem „Kickbein" Schwung nehmen zu können).
Ablauf	*Phase 1:* Vorbereitung des Kniestoßes. Das „Kickbein" wird in einer langsamen, fließenden Bewegung in Richtung der Pratzen geführt. Der Rumpf bleibt stabil und kompakt. *Phase 2:* Die Bewegung der Phase 1 mit Schwung und dem Willen ausführen, mit Kraft auf die Pratzen zu treffen. Anschließend rasche Rückführung in die stabile Ausgangsstellung.
Variationen	▪ Variationen über die Wucht des Kniestoßes. ▪ Rasche Folge linker und rechter Kniestoß.

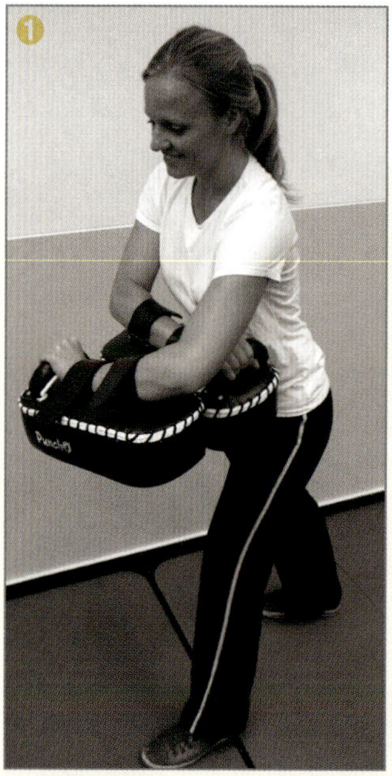

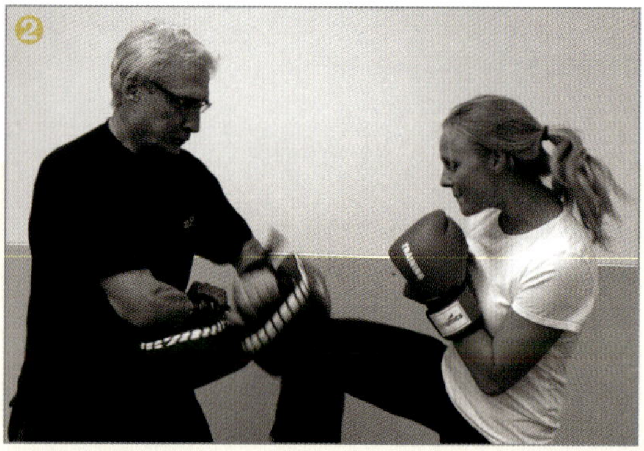

Empfehlung aus der Praxis

Beide Partner sollten sich Zeit lassen, um Sicherheit im Hinblick auf Gleichgewicht und Stabilität zu erlangen. Erst danach macht die Durchführung der kraftaufwendigen und vom Ablauf her anspruchsvollen Übung Sinn.

Achtung: Der Partner mit der Pratze muss auf einen stabilen Stand achten und im Moment des Kontaktes energisch dagegenhalten!

F4 – Sidekick/Highkick mit Pratzen

	5 x pro Seite
ASTE	„Pratze" Beide Arme halten die Pratzen parallel/vertikal in Hüfthöhe vor dem Körper. Beine stehen in weiter und stabiler Schrittstellung. Rumpfspannung aufbauen, Arme über die Ellenbogen am Rumpf abstützen.
ASTE	„Kicker" Arme sind in KIBO-Grundstellung, Beine stehen etwas extremer in Schrittstellung (um mit dem „Kickbein" Schwung nehmen zu können. Position seitlich vom Partner).
Ablauf	*Phase 1:* Vorbereitung des Kicks. Das „Kickbein" wird mit gestrecktem Fuß kontrolliert und ohne großen Kraftaufwand in Richtung der Pratzen geführt. Der Rumpf bleibt trotz der zwangsläufig notwendigen Seitneigung stabil und kompakt. *Phase 2:* Die Bewegung der Phase 1 mit Schwung und dem Willen durchführen, mit Kraft auf die Pratzen zu treffen. Anschließend rasche Rückführung in die stabile Ausgangsstellung.
Variationen	▪ Variationen über die Wucht des Kicks. ▪ Rasche Folge Low- und Sidekick. ▪ Rasch hintereinander folgende Kicks mit demselben Bein (links-links/rechts-rechts).

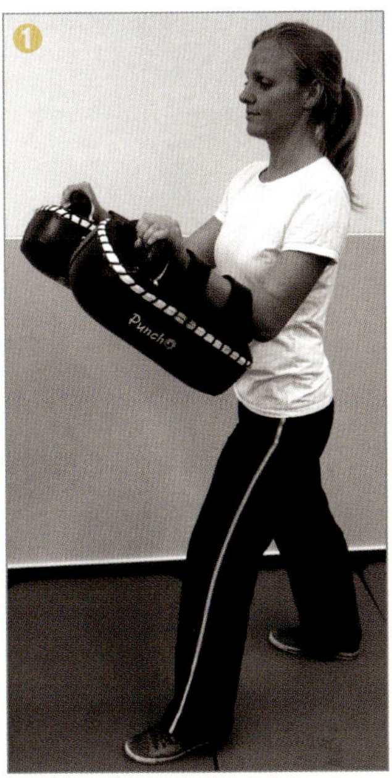

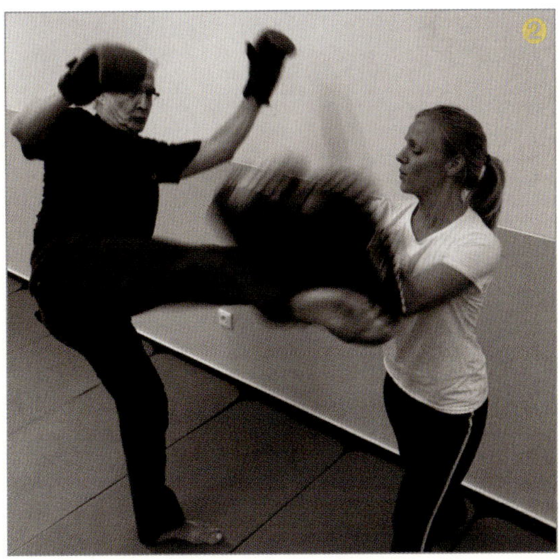

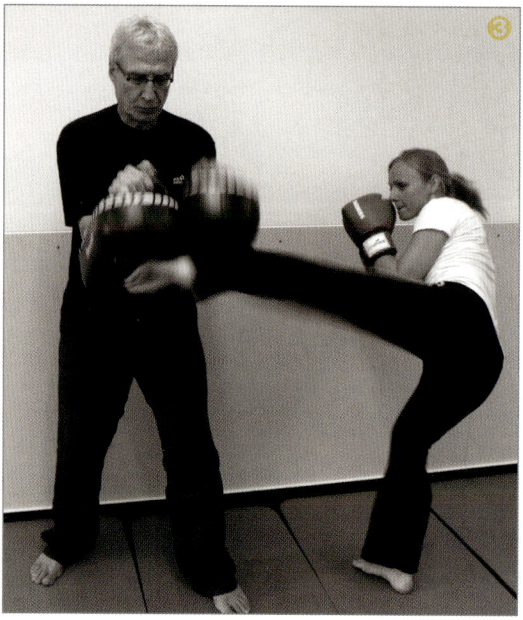

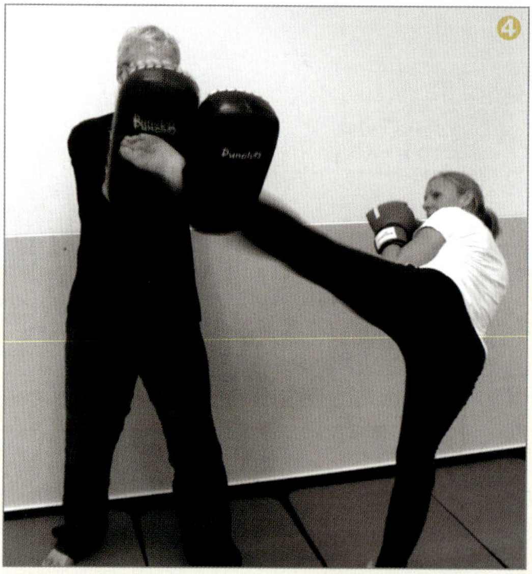

Empfehlung aus der Praxis

Side- und Highkicks von der Seite sind sehr dynamische und explosive Übungen und können nur durchgeführt werden, wenn das Gefühl für den eigenen Schwerpunkt, die Sicherheit eines gut funktionierenden Gleichgewichtsgefühles vorhanden ist. Lassen Sie dem Teilnehmer daher genügend Zeit, um den Ablauf zu automatisieren. Wichtig: Im Moment des Kontaktes muss der Fuß gestreckt sein, um mit dem Spann (niemals mit den Zehen voraus!!!) auf die Pratze zu treffen.

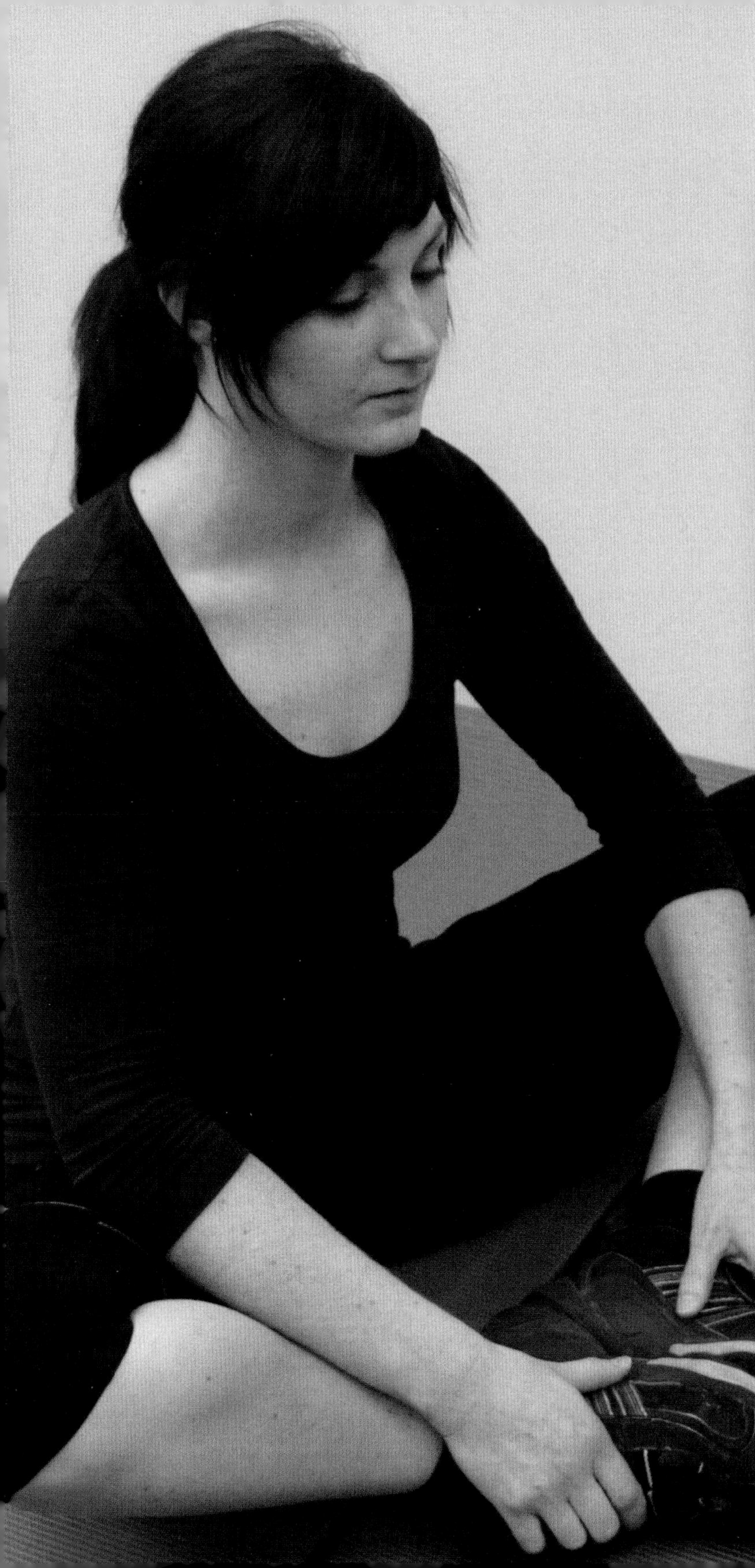

G

PRAXIS - SCHWERPUNKT

Abwärmphase - Cool Down

Was bedeutet Cool Down?

Das langsame „Abwärmen" des Körpers nach einer sportlichen Belastungsphase wird als Cool Down bezeichnet. Unabhängig davon, aus welchen einzelnen Komponenten die Belastungsphase bestand, bildet das Abwärmen den letzten Baustein im Konzept unserer psychomotorischen Übungsfolgen. Der Cool Down-Prozess leitet als Vorstufe effektiv die für den Körper wichtige Regenerations- und Erholungsphase ein. Dabei nimmt die Abwärmphase einen mindestens so relevanten Stellenwert ein wie das Aufwärm- und Dehnprogramm.

Beim Cool Down-Prozess können im Wesentlichen zwei Bereiche unterschieden werden. Zum einen ein lockeres Bewegungstraining bei moderater Pulszahl (< 110 bpm [beats per minute]) und geringer Belastungsintensität, zum anderen erneute, leichte Dehnübungen.

In beiden Bereichen können Übungen ausgeführt werden, die den Teilnehmern bereits vom Aufwärmen und Dehnen bekannt sind. Dies hat den Vorteil, dass die Teilnehmer einige Übungen bereits kennen und nicht noch einmal neue Bewegungsabfolgen lernen müssen. Somit findet, wenn man so will, auch ein kognitiver „Cool Down"-Prozess statt.

Ein Beispiel:

Bei einem einstündigen Übungsprogramm mit fünf Teilnehmern steht nach ca. 45 Minuten nun die Abwärmphase auf dem Programm. Nochmals wird in mäßiger Intensität das „Gehen auf der Stelle (A1)" mit den Teilnehmern ausgeführt. Im Anschluss kommt ein weicher Soft-Gymnastikball ins Spiel, der zwei bis drei Minuten reihum in der Luft gehalten werden soll. Dabei können ganz unterschiedliche Varianten eingebaut werden, z.B. den Ball nur mit einer Hand fangen, mit der nicht dominanten Hand weiterwerfen, mit Kopf oder Fuß weiterleiten, beim Ballfangen in die Knie gehen … Ganz zum Schluss erfolgen noch zwei Dehnübungen, wie z.B. „Knie nach außen sinken lassen" und „Oberkörper nach oben drücken" etc. und die Cool Down-Phase ist zu Ende.

G1 – Ein Paket machen (01)

Entlastung des unteren Rückens, des Beckens sowie der Nackenpartie

	ca. 20 Sekunden; 2 Durchgänge	
ASTE	Rückenlage	
	Beine	Knie angewinkelt; Fußsohlen stehen plan auf dem Boden
	Arme	liegen seitlich neben dem Oberkörper auf der Unterlage
	Oberkörper	liegt locker auf der Unterlage, genau wie Nackenpartie und Kopf
	Blickrichtung	zur Decke hin
Ablauf	Die Arme umfassen die Unterschenkel und ziehen die Beine an den Brustkorb. Kopf und Nacken bleiben über die gesamte Übung hinweg auf der Unterlage liegen. Im Anschluss Haltung auflösen, zurück zur ASTE und einen zweiten Durchgang ausführen.	
Variationen	▪ In der Endposition von links nach rechts pendeln bzw. das Becken kreisen lassen (leichte Rotationsbewegungen mit und gegen den Uhrzeigersinn).	

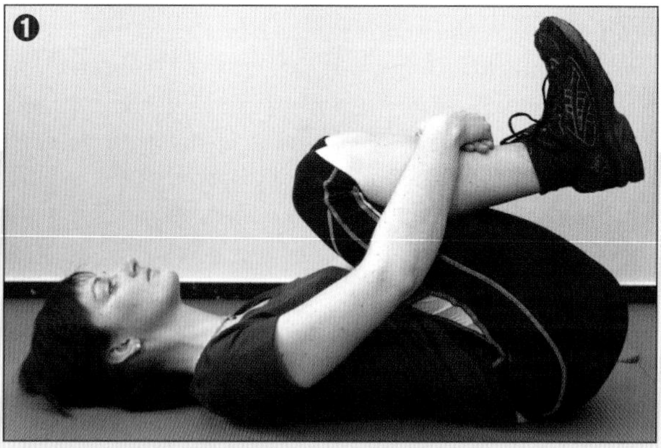

Empfehlung aus der Praxis

Eine für die Teilnehmer oftmals sehr angenehme Übung, da der untere Bereich des Rückens sehr gut entlastet wird. Wenn Variation stattfindet, dann keine zu großen Kreisbewegungen ausführen. Die Kreisbewegungen in der Variante können auch vom Anleiter mitgeführt werden. Dies ist für einzelne Teilnehmer eine hilfreiche Option. Auf mögliche Kontraindikationen in Knie-, Hüft- und Schultergelenken achten!

G2 – Ein Paket machen (02)

Entlastung des gesamten Rückens, der Schulter- sowie der Nackenpartie

⏲	15 – 20 Sekunden; 2 Durchgänge	
ASTE	**Beine**	kniend, auf den Unterschenkeln sitzend
	Arme	Hände liegen auf den Oberschenkeln; Schultern sind locker
	Oberkörper	gerade aufgerichtet
	Blickrichtung	geradeaus
Ablauf	Der Oberkörper sinkt langsam nach vorne unten, bis der Brustkorb auf den Oberschenkeln aufliegt und die Stirn die Unterlage berührt. Die Arme werden seitlich parallel an den Körper gelegt. Die Daumen dürfen die Füße berühren. Die Handflächen zeigen zur Decke. Diese entlastende Haltung zwischen 15 und 20 Sekunden beibehalten, dann zurück über die ASTE einen zweiten Durchgang ausführen.	
Variationen	■ Die Hände in der Endstellung nach vorne gestreckt auf der Unterlage ablegen (Gebetsstellung).	

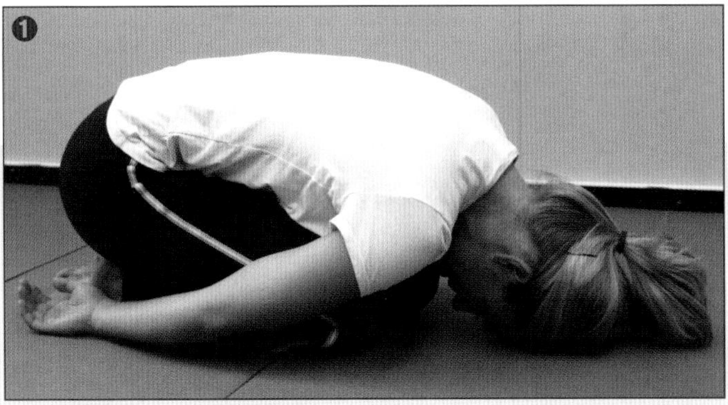

Empfehlung aus der Praxis
Während der Durchführung ist es wichtig, ruhig und gleichmäßig weiterzuatmen. Auf mögliche Kontraindikationen in Knie-, Hüft- und Schultergelenken achten!

G3 – In Rückenlage die gebeugten Beine im Wechsel zur Seite ablegen

Dehnen der seitlichen Bauchmuskulatur sowie der unteren Rückenmuskulatur

⏱	ca. 4 Abfolgen (Knie 2 x nach rechts, 2 x nach links ablegen)
ASTE	Rückenlage **Beine** angewinkelt; Fußsohlen stehen plan auf der Unterlage **Arme** nach beiden Seiten hin auf der Unterlage abgelegt **Oberkörper** liegend; Kopf gerade auf der Unterlage **Blickrichtung** zur Decke hin
Ablauf	Aus der ASTE heraus werden die angewinkelten Beine zur rechten Seite abgelegt, bis ein erster Dehnreiz spürbar wird. Diese Spannung einige Sekunden lang halten und im Anschluss die Beine noch etwas mehr zur Unterlage hin bewegen, bis ein erneuter Dehnreiz spürbar wird. Diese Endposition ca. 10 Sekunden lang halten, dann zurück über die ASTE zur anderen Seite wechseln.

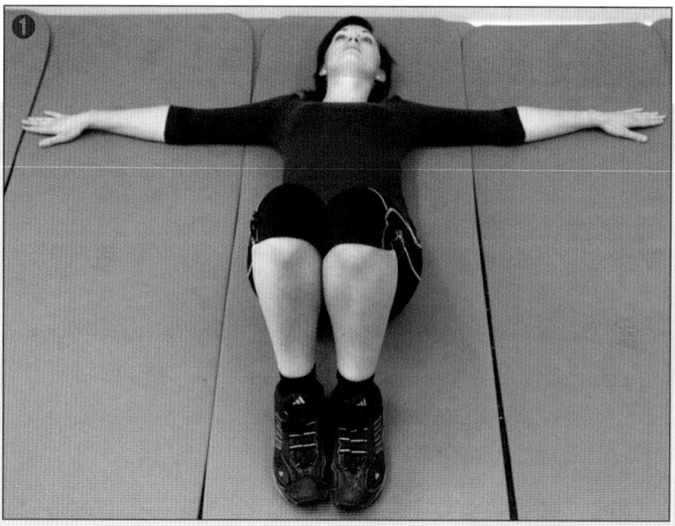

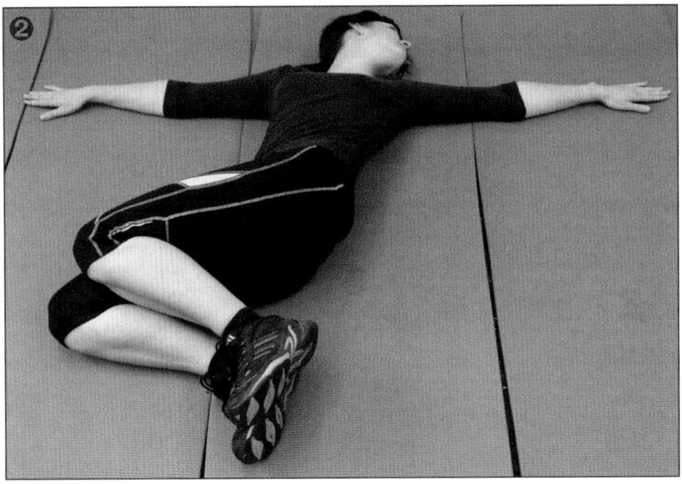

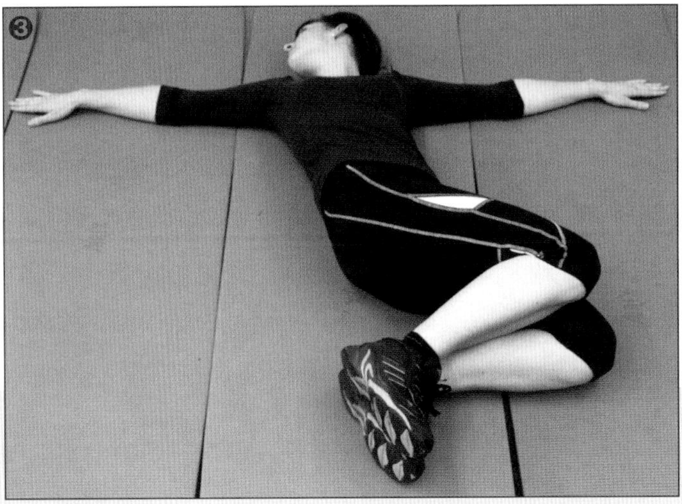

Empfehlung aus der Praxis

Bei dieser entlastenden Dehnübung ist es wichtig, dass die Schulterblätter und der obere Teil des Rückens über die gesamte Übung hinweg plan auf der Unterlage liegen bleiben, da sonst der Dehneffekt reduziert wird. Die Übung sollte möglichst langsam und geschmeidig ausgeführt werden, und es sollte während des gesamten Ablaufs ruhig und gleichmäßig weitergeatmet werden!

G4 – In Bauchlage dehnen

Dehnen der kompletten Bauchmuskulatur

⏱	10 –15 Sekunden; 2 Durchgänge	
ASTE	Bauchlage	
	Beine	parallel auf der Unterlage liegend
	Arme	in den Ellenbogen angewinkelt
	Oberkörper	ruht auf den angewinkelten Armen; Grundspannung im Rumpf
	Blickrichtung	geradeaus
Ablauf	Aus der ASTE heraus werden nun die Handflächen in Höhe der Brust auf die Unterlage gesetzt. Dadurch ergibt sich eine erhöhte Dehnspannung im Oberkörper, die durch leichtes Nachdrücken mit den Armen noch erhöht werden kann.	

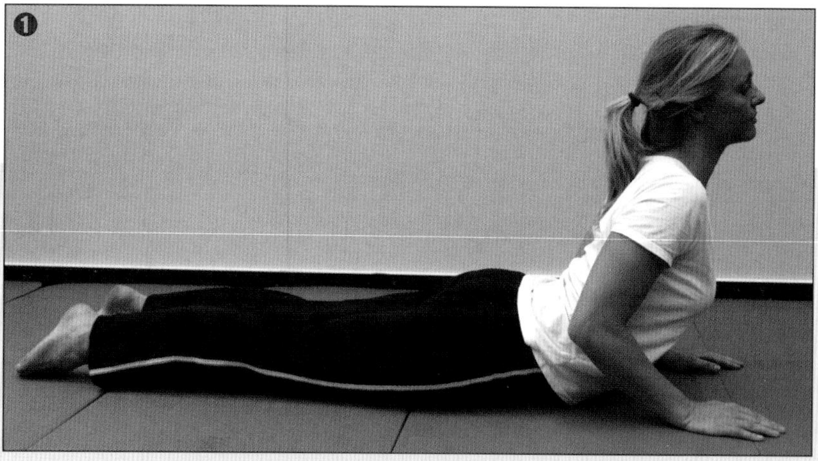

Empfehlung aus der Praxis

Über die gesamte Übung hinweg ist es wichtig, möglichst ruhig und gleichmäßig weiterzuatmen. Der Übergang von der Endposition zurück in die ASTE muss sehr langsam erfolgen. Keine ruckartigen Bewegungen, kein schnelles Absetzen des Oberkörpers. Auf Kontraindikationen im Bereich von Wirbeln und Bandscheiben sowie der Schultergelenke achten!

G5 – Knie im „Schmetterlingssitz" nach außen sinken lassen

Dehnen der inneren Oberschenkelmuskulatur

	ca. 10, dann 20 Sekunden; 2 Durchgänge	
ASTE	Aufrechter Sitz	
	Beine	im Hüftgelenk stark nach außen abgewinkelt; Knie angewinkelt, Fußsohlen liegen vor der Körpermitte plan aneinander (auf gedachter senkrechter Linie durch die Körpermitte hindurch)
	Arme	Schultern locker, im Ellenbogengelenk leicht angewinkelt, Hände umfassen die Füße am Spann
	Oberkörper	aufrecht; adäquate Grundspannung im Rumpf
	Blickrichtung	geradeaus
Ablauf	Aus der ASTE heraus werden die Füße mithilfe beider Hände so weit es geht angezogen. Gleichzeitig wird die Hüfte nach vorn geschoben, wodurch sich der Rücken aufrichtet. Die Knie wandern aus dieser Zwischenposition so lange nach unten in Richtung Unterlage, bis eine Dehnspannung spürbar wird. Diese Spannung ca. 10 Sekunden lang halten. Im Anschluss die Knie noch etwas weiter sinken lassen, bis ein erneuter Dehnreiz entsteht. Die Endposition dann etwa 20 Sekunden lang halten, dann Haltung auflösen und zurück zur ASTE. Nach kurzer Pause einen erneuten Durchgang ausführen.	

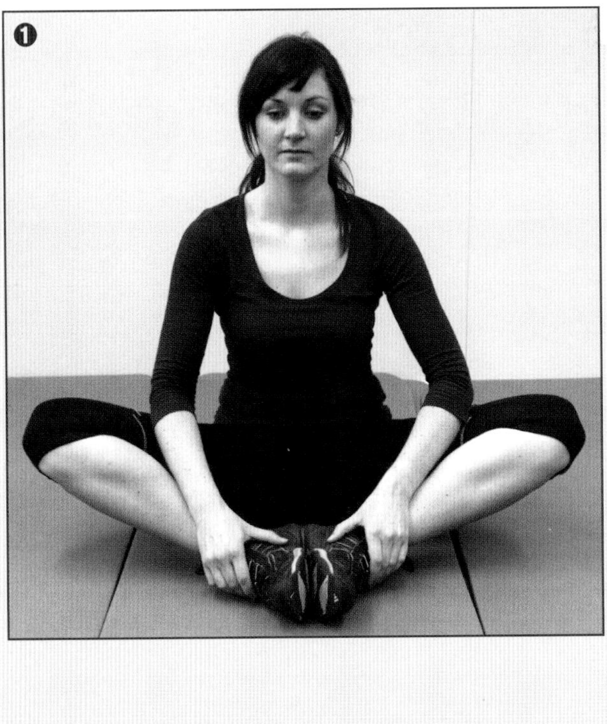

Variationen

- Aus der ASTE heraus wird die Dehnung durch den aktiven Druck der Ellenbogen auf die Innenseite der Unterschenkel verstärkt. Dabei wird der Rücken zwangsläufig nach vorne gebeugt.
- Fortgeschrittene Teilnehmer können versuchen, den kompletten Oberkörper locker weiter nach vorne absinken zu lassen.

Empfehlung aus der Praxis

Die aufrechte Haltung des Oberkörpers spielt bei der Durchführung dieser Übung eine zentrale Rolle. Anfänger sollten auf die oben aufgeführten Varianten zunächst noch verzichten, bis ein ausreichendes körperliches Bewegungsausmaß erreicht ist. Vermehrt auf Kontraindikationen achten (Kniegelenk, Hüfte, Lendenwirbelsäule)!

G6 – Ferse zum Gesäß hinziehen

Dehnen des großen Oberschenkelmuskels (Quadrizeps)

⏱	ca. 10 Sekunden pro Seite; 2 Durchgänge
ASTE	AS 01 – Hüftbreiter Stand
Ablauf	Aus dem hüftbreiten Stand heraus wird das rechte Bein stark angewinkelt. Die rechte Hand fasst den rechten Fuß am Sprunggelenk. Das linke Bein wird im Kniegelenk dezent angewinkelt. Aus dieser Zwischenposition heraus wird nun das Becken nach vorne geschoben und der Oberkörper ganz bewusst aufgerichtet, d.h. die Rumpfspannung wird erhöht. Es entsteht ein deutlich spürbarer Dehnreiz mit einer Dehnspannung im rechten Oberschenkel. Die Blickrichtung bleibt nach vorn gerichtet. Diese Dehnspannung ca. 10 Sekunden lang halten, dann die Haltung auflösen und über die ASTE einen Seitenwechsel durchführen.
Variationen	▪ Als Hilfsmittel einen Stuhl, Hocker oder die Wand benutzen. ▪ Als Partnerübung durchführen (die Teilnehmer stabilisieren sich gegenseitig Bild 2).

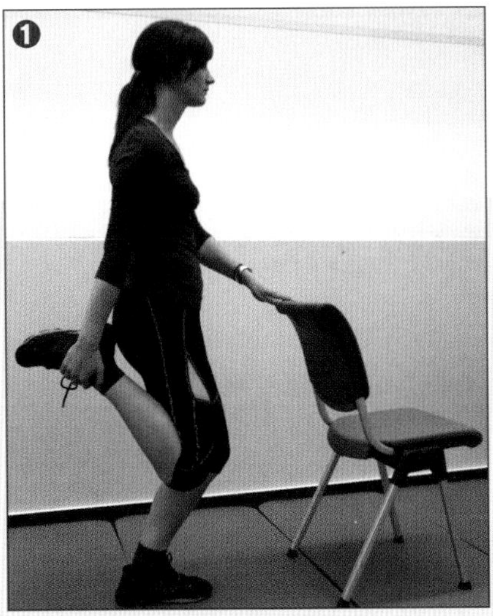

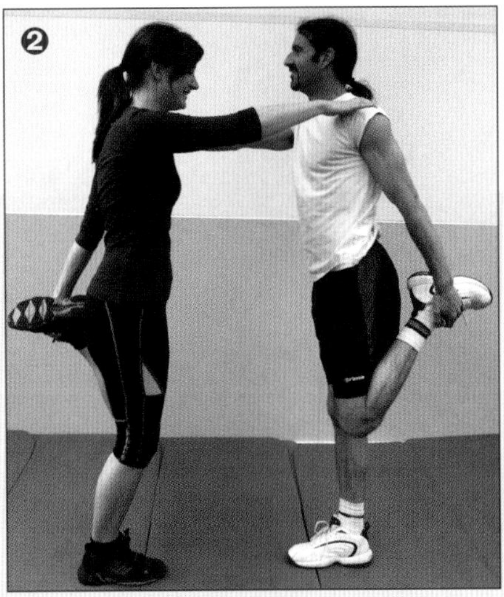

Empfehlung aus der Praxis

Die Dehnspannung entsteht bei dieser Übung nicht, indem der Fuß mit aller Kraft zum Gesäß hingezogen wird. Vielmehr wird der Dehneffekt durch das Nach-vorne-Schieben des Beckens und durch die Erhöhung der Rumpfgrundspannung erzielt. Wichtig ist es, das jeweilige Standbein im Kniegelenk dezent gebeugt zu halten. Eine Übung, die sich auch bereits gut nach dem Aufwärmen platzieren lässt!

G7 – Kopf seitlich und nach vorne absinken lassen

Dehnen der Hals- und Nackenmuskulatur

⏱	ca. 10 Sekunden pro Richtung; evtl. 2 Durchgänge
ASTE	AS01 – Hüftbreiter Stand
Ablauf	Aus der ASTE heraus sinkt der Kopf zunächst nach vorne unten. Das Kinn wird langsam auf das Brustbein gelegt. Die Hände können optional der Bewegung Nachdruck verleihen (Hände an den Hinterkopf legen und leichten Druck ausüben). Es entsteht eine Dehnspannung im Nackenbereich. Diese Spannung ca. 10 Sekunden lang halten, dann langsam in einer fließenden Bewegung zurück zur ASTE. Von hier wird der Kopf weg zur rechten Seite geneigt. Hier kann die rechte Hand die Dehnspannung verstärken, indem sie den Kopf umfasst und die Bewegung verstärkt. Dabei nicht die Schulter hochziehen! Über die ASTE zurück, dann gleicher Ablauf nach links.

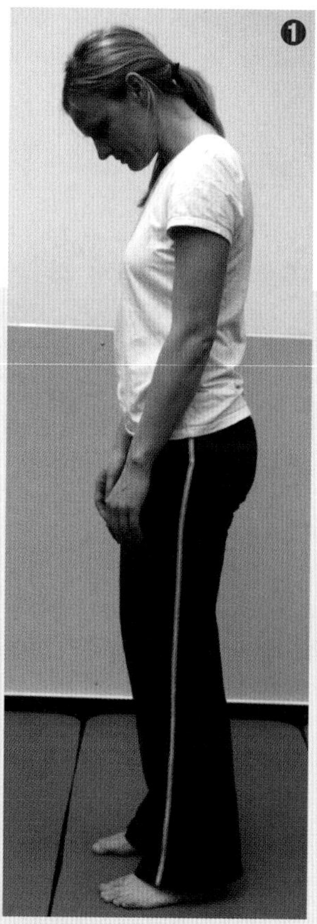

Empfehlung aus der Praxis

Eine im Prinzip simple Dehnübung, die jedoch sehr präzise und langsam ausgeführt werden muss! Der Fokus liegt auf einer langsamen, gleitenden Bewegung in die Dehnspannung hinein und auch wieder heraus. Den Kopf immer nur zu einer Seite hin dehnen und vollständig wieder in die ASTE zurückführen. Danach erfolgt Richtungswechsel. Keine Kreisbewegungen mit dem Kopf ausführen!
Auf Kontraindikationen wie HWS-Schäden, Gleitwirbel oder Bandscheibenprobleme im HWS-Bereich achten!

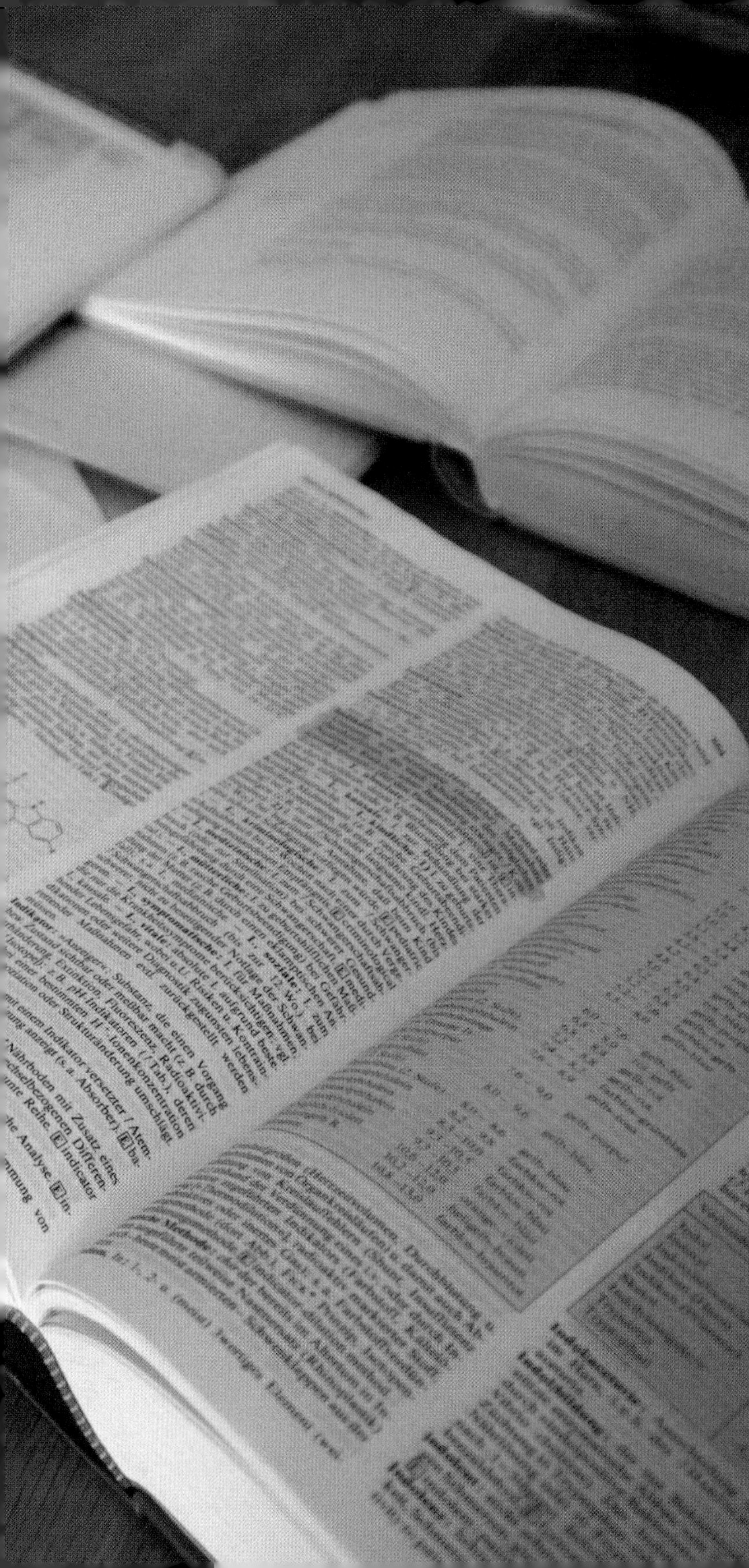

ANHANG
LITERATURNACHWEIS

Literatur

[1] Griesinger, W.: Die Pathologie und Therapie der psychischen Krankheiten. Stuttgart: Verlag; 1867

[2] Peters, UW.: Lexikon - Psychiatrie, Psychotherapie, Medizinische Psychologie. München-Jena: Urban & Fischer; 2007

[3] Ayres, J, Robbins, J.: Bausteine der Kindlichen Entwicklung. Heidelberg: Springer GmbH; 1992

[4] Hesse, W. (Hrsg.): Sensorische Integration in der Psychiatrie. Beiträge zur ergotherapeutischen Behandlung schizophrener Patienten. Idstein: Schulz-Kirchner; 2005

[5] King, LJ.: Theory and Application of Sensory Integrative Treatment for Residents of Long Term Care Facilities with histories of chronic schizophrenia. Phoenix: Greenroom Publications; 1978

[6] Küchenhoff, J.: Psychologie und Psychopathologie der Intersubjektivität von Körpererfahrung – Psychomotorik am Beispiel mimischer Reziprozität. In: Schweizer Archiv für Neurologie und Psychiatrie; 2009

[7] Kiphard, EJ.: Motopädagogik, Psychomotorische Entwicklungsförderung. Band 1. Dortmund: Modernes Lernen; 1979

[8] Kesselmann, G.: Therapeutisch orientierte Bewegungserziehung im Rahmen einer Kinder- und Jugendpsychiatrischen Betreuung. In: Motorik, Zeitschrift für Motopädagogik und Mototherapie. Schorndorf: Hofmann; 2/1984

[9] Schäfer, I.: Von der psychomotorischen Idee zu den Gründungsjahren des Aktionskreises Psychomotorik. In: Motorik, Zeitschrift für Motopädagogik und Mototherapie. Schorndorf: Hofmann; 3/1998

[10] Hünnekens, H.; Kiphard, EJ.: Bewegung heilt. Psychomotorische Übungsbehandlung bei entwicklungsrückständigen Kindern. Gütersloh: Flöttmann; 1977

[11] Bundesanstalt für Arbeit. Blätter zur Berufskunde - Diplom Motologe, Diplom Motologin. Band 3. Nürnberg; 1988

[12] Schilling, F.: Grundlagen der Motopädagogik. In: Förderung entwicklungsgefährdeter und behinderter Heranwachsender. Erlangen: perimed; 1981

[13] Zuckrigl, A.; Zuckrigl, H.; Helbling, H.: Rhythmik hilft behinderten Kindern. München-Basel: Ernst Reinhardt; 1976

[14] Fischer, K.: Psychomotorik: Bewegungshandeln als Entwicklungshandeln. Seelze: Friedrich; Sportpädagogik; S. 26-31; 5/1996

[15] Anzieu, D.: Das Haut-Ich. Berlin: Suhrkamp; 1996

[16] Küchenhoff, J.; Wiegerling, K.: Leib und Körper. Göttingen: Vandenhoeck & Ruprecht; 2007

[17] Halliday, D. et al.: Physik. Weinheim: Wiley-VCH Verlag GmbH & Co; 2009

[18] Faller, A., Neubearbeitung von Schünke, M.: Der Körper des Menschen. Stuttgart: Thieme; 1999

[19] Hegartz, T.; Haus, E.; Gross, S.: Augen-, Haut- und HNO-Erkrankungen. Die „weiße" Reihe, Bd. 16. Wadgassen: Haus und Gross Verlag; 1996

[20] Hollmann, W.; Strüder, H.K.: Grundlagen von körperlicher Aktivität, Training und Präventivmedizin. Stuttgart: Schattauer; 2009

[21] Meinel, K.; Schnabel, G.: Abriss einer Theorie der sportlichen Motorik unter pädagogischem Aspekt. Aachen: Meyer & Meyer Sport; 2007

[22] Mechling, H. et al.: Koordinative Anforderungsprofile ausgewählter Sportarten. Köln: Sportverlag Strauß; 2002

[23] Martin, D.; Carl, K.; Lehnertz, K.: Handbuch Trainingslehre. Schorndorf: Hofmann; 3. unveränd. Auflage; 2001

[24] Härtig, R.; Buchmann, G.: Gerätturnen Trainingsmethodik. Aachen: Meyer & Meyer Sport; 2003

[25] Neumeier, A.: Koordinatives Anforderungsprofil und Koordinationstraining. Köln: Sportverlag Strauß; 2006

[26] Neumann, G.: Regeneration aus sportmedizinischer Sicht. Leipzig: Institut für angewandte Trainingswissenschaft. www.bbszene.de/html/regeneration; Zugriff: 01/2011

[27] Klee, A.; Wiemann, K.: Biologische Grundlagen zur Wirkung der Muskeldehnung und Dehnen und Stretchen – Effekte, Methoden, Hinweise für die Praxis. www.biowiss-sport.de/publi_dehn.htm; Zugriff: 21.02.2012

Autoren

Albert Hefele; Jahrgang 1951

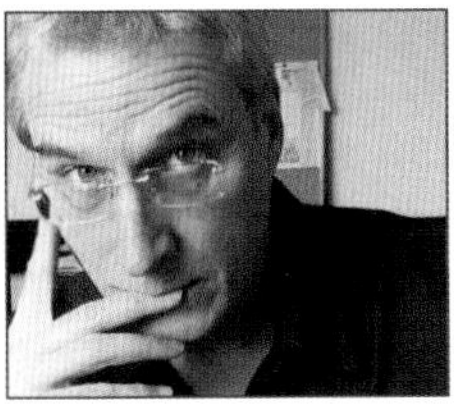

- Staatlich geprüfter Ergotherapeut
- Zwölf Jahre in der Akutpsychiatrie (BKH Kempten, BKH Memmingen, freie Mitarbeit in verschiedenen Praxen)
- Dreizehn Jahre als Lehrtherapeut in der Ausbildung von Ergotherapeuten tätig
- Über fünf Jahre an einer Schule für Altenpfleger als Honorarkraft
- Seit fünf Jahren Inhaber einer eigenen Praxis mit dem Schwerpunkt auf der Behandlung von psychisch kranken Klienten

Jochen Eisenlauer; Jahrgang 1981

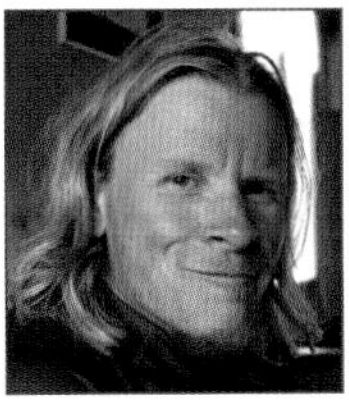

- Staatlich geprüfter Ergotherapeut
- Mitarbeit über mehrere Jahre in einer freien Praxis, Schwerpunkt Pädiatrie, mehrfach behinderte Jugendliche, Neurologie
- Nebenamtliche Mitarbeit über mehrere Jahre in einer sozialpsychiatrischen Rehaeinrichtung in Ulm
- Seit 2009 Mitarbeiter in der „Tagesstätte für seelische Gesundheit" am Klinikum Günzburg
- Zusatzausbildung zum zertifizierten Erlebnispädagogen (DAV), seit mehr als drei Jahren als freiberuflicher Erlebnispädagoge tätig
- Zertifizierter Hochseilgartentrainer (IAPA)

Fotomodelle

Birgit Reisch

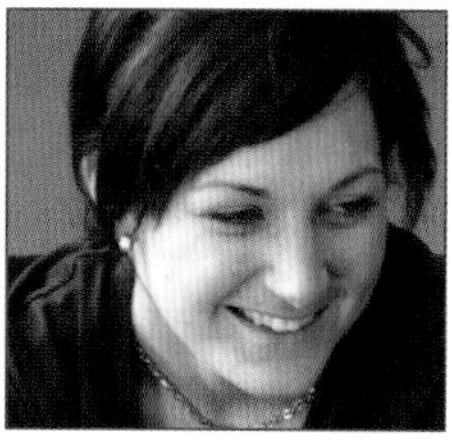

- Staatlich geprüfte Ergotherapeutin
- Therapeutische Arbeit in der Frühförderung Memmingen
- Aerobic Instruktorin

Corinna Holnburger

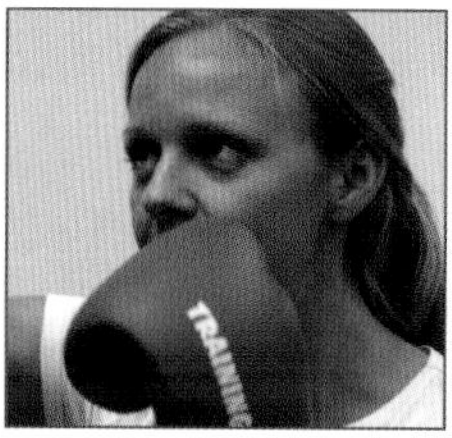

- Staatlich geprüfte Physiotherapeutin
- Therapeutische Arbeit in der Neurologie und Frührehabilitation

Jutta Blatter

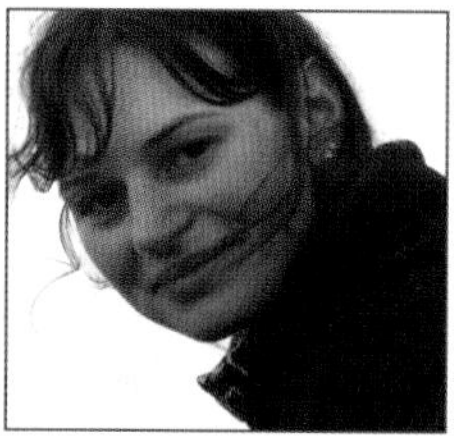

- Staatlich geprüfte Medizinische Dokumentarin
- Berufliche Tätigkeit bei einem Auftragsforschungsinstitut in Augsburg
- Übungsleiterin (C) Breitensport

Steffen Holzwarth

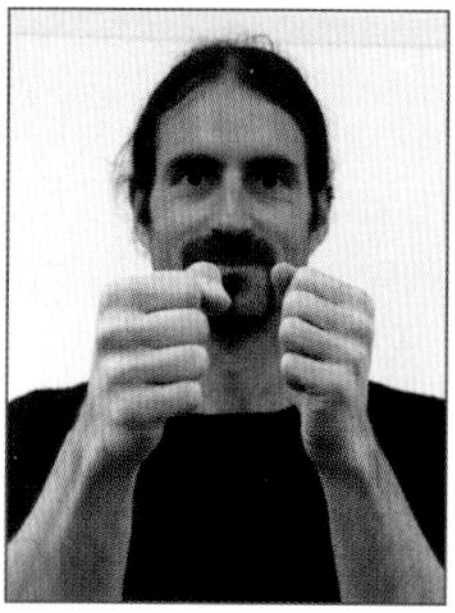

- Staatlich geprüfter Ergotherapeut
- Langjährige therapeutische Arbeit in der Akutpsychiatrie im BKH Günzburg
- Therapeutische Arbeit in der „Tagesstätte für seelische Gesundheit" in Günzburg